DU TAYUYA

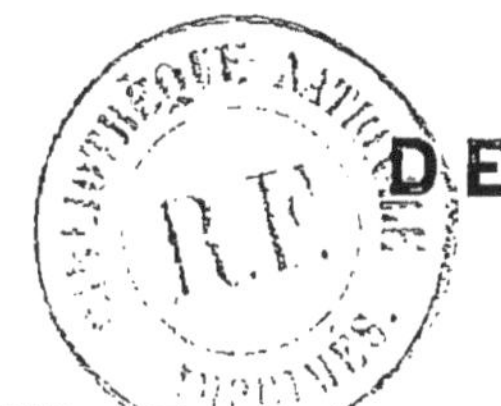

DE SES EFFETS

DANS LE TRAITEMENT

DE LA SYPHILIS ET DE LA SCROFULE

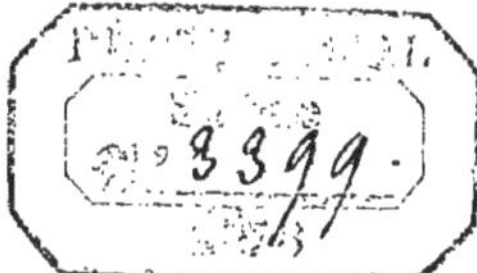

RAPPORT

DU

Dr M. L. FARAONI

au Congrès Médical de Turin

(18-23 septembre 1876)

TRADUIT DE L'ITALIEN

PAR LE

Dr FELIX BREMOND

PARIS
COCCOZ, ÉDITEUR
11, RUE DE L'ANCIENNE-COMÉDIE

DU TAYUYA

DE SES EFFETS

DANS LE TRAITEMENT

DE LA SYPHILIS ET DE LA SCROFULE

RAPPORT

DU

Dr M. L. FARAONI

au Congrès Médical de Turin

(18-23 septembre 1876)

TRADUIT DE L'ITAL[illegible]N

PAR LE

Dr FELIX BREMOND

PARIS
COCCOZ, ÉDITEUR
11, RUE DE L'ANCIENNE-COMÉDIE
1878

Prix : UN franc

Dr FELIX BREMOND

DU TAYUYA

DE SES EFFETS

DANS LE TRAITEMENT

DE LA SYPHILIS ET DE LA SCROFULE

TRADUCTION FRANÇAISE

DU RAPPORT PRÉSENTÉ PAR LE Dr FARAONI

AU CONGRÈS MÉDICAL DE TURIN

(18-23 septembre 1876)

Il n'est plus permis de prescrire un médicament dont on ne connait pas la composition.

(S. *Martin.*)

9163 — *Typ. et Lith. A. CLAVEL, 32, rue Paradis-Poissonnière, Paris.*

DU TAYUYA [1]

Partie botanique et chimique

Un naturaliste de Milan, M. Louis Ubicini, qui a longtemps habité le Brésil, eut l'occasion de vivre au milieu d'une tribu indigène chez laquelle sévissait la syphilis. Il remarqua que les gens du pays n'opposaient à ce mal terrible qu'une plante vulgairement appelée *Tayuya*.

En 1870 il annonçait à ses frères la découverte qui devait faire de lui l'heureux vulgarisateur d'un remède précieux et leur promettait d'apporter une certaine quantité du végétal brésilien en Europe. Il ne tarda pas à faire ce qu'il avait annoncé : En 1872, après que de nombreux essais lui eurent bien démontré le pouvoir curatif du *Tayuya*, M. Louis Ubicini s'occupa de faire contrôler ses observations par l'expérimentation scientifique.

A ce moment le *Tayuya* était complètement inconnu en Italie ; les étrangers ne le connaissaient pas d'avantage puisqu'il n'en est fait mention ni dans *la statistique des maladies du Brésil* de Sigaud, ni dans la *Flora Allographica* de Vellozo, ni dans Martins, ni dans Pelo, ni dans nul traité de botanique ou de matière médicale. Les premiers qui en ont parlé n'ont pu le faire que d'après les indications de M. Ubicini.

Voici comment ce naturaliste décrit le Tayuya : « C'est un arbuste à racines tubéreuses allongées ; à tige sarmenteuse ; à feuilles dentelées,

---

(1) Le rapport qu'on va lire a valu à son auteur un vote d'encouragement au congrès scientifique de Turin. En le faisant connaître au public médical français, le traducteur veut mettre sous les yeux de ses confrères le résultat des expériences entreprises en Italie, se réservant de publier prochainement les conclusions thérapeutiques de ses expériences propres.

(*Note de l'éditeur.*)

rugueuses, divisées en cinq ou sept lobes, obtuses, à base cordiforme. Son fruit est oblong presque trilobé, long de un et demi à trois centimètres; il contient généralement une douzaine de graines, quelquefois moins, rarement plus. Ce végétal ne se trouve qu'à l'état sauvage : il croît dans les forêts et les terrains rocailleux ; on le rencontre aussi au milieu des caféiers. »

Le Tayuya produit des effets qui doivent le faire ranger parmi les agents les plus énergiques de la matière médicale. Toutes ses parties ont une saveur amère, elles sont purgatives, résolutives, exercent une action spéciale sur le système lymphatique : la racine est employée de préférence, son efficacité n'est certaine qu'à la condition d'avoir été récoltée au bon moment et desséchée avec soin. Réduite en poudre et pétrie avec de l'eau, la racine de Tayuya sert à faire des cataplasmes résolutifs ; à l'état naturel on l'incorpore à l'alcool pour préparer une teinture dite *teinture mère*. La *teinture mère* s'emploie pour les injections hypodermiques, à la dose de un gramme (1); on l'applique aussi extérieurement, pure ou étendue d'eau, pour imbiber les compresses ou autres pièces de pansement.

Avec une partie de *teinture mère* et trois parties d'alcool rectifié on prépare la *teinture diluée*, destinée à l'usage interne. Cette préparation se prescrit par gouttes. On en administre depuis deux jusqu'à vingt. On peut parfois doubler ou tripler même cette dose, mais il convient de se conduire avec prudence et de régler la force du médicament sur l'intensité de la manifestation morbide.

M. Louis Ubicini a importé exclusivement de la racine de Tayuya comme étant la partie de la plante la plus efficace, celle qui doit réellement être considérée comme possédant la propriété spécifique (2).

Au mois de novembre 1874, il fut envoyé un kilogramme de racine de Tayuya à Paris, à l'adresse du professeur Stanislas Martin, pharmacien et membre de l'Académie des sciences, qui devait faire l'analyse chimique du nouveau produit et le proposer aux expériences de MM. les académiciens ses confrères. Plus tard, c'était en juillet 1875, sur la demande du même M. Stanislas Martin on expédiait à Paris pour fournir aux besoins de nouvelles analyses quatre kilogrammes de Tayuya, plus un litre de *teinture mère* dont le Dr Dujardin-Beaumetz, médecin des hôpitaux de Paris, voulait étudier les effets dans son service de syphilitiques.

---

(1) Cette dose nous paraît un peu trop élevée. Du reste d'une façon générale nous déclarons que l'emploi de la *teinture mère* n'a absolument rien de pratique.

(*Note du traducteur*.)

(2) Le traducteur supprime ici un paragraphe de l'original qui constituerait une répétition et qui sera mieux placé plus loin.

Pour rendre hommage à la vérité il faut dire que M. Martin est le premier qui se soit occupé sérieusement de faire que l'étude et l'examen du nouveau médicament fussent pris en sérieuse considération par un corps savant. Il déposa sur le bureau de l'Académie de médecine de Paris une certaine quantité de racine de Tayuya accompagnée d'une note sur l'historique de la plante, la manière de l'employer et son mode d'action, d'après les données fournies par M. Ubicini. Il comptait que la docte assemblée allait nommer une commission chargée d'étudier la question, et c'est pour lui faciliter ce travail qu'il publia dans le *Bulletin général de thérapeutique* (n° du 15 juillet et 30 août 1875) la composition chimique du remède présenté par lui. Dans l'état actuel de la science, disait-il, il n'est plus permis de prescrire ni d'employer un médicament dont la composition n'est pas connue. Dans les articles qu'il a consacrés au Tayuya, M. Stanislas Martin aborde la question du nom. Le mot de Tayuya lui paraît être un terme générique et il se demande si les naturalistes du Brésil sont bien d'accord sur l'espèce de cucurbitacée qu'ils entendent désigner ainsi. L'herbier du Museum d'histoire naturelle de Paris, dit-il, n'en possède qu'un seul échantillon étiqueté « *bryonia tayuia* de Vellozo » Doit-on le considérer comme un autre *dermatophylla de Manso* ou le rapporter au genre *trianosperma* de Martins? Sans répondre à ces questions, l'auteur se rappelle que toutes choses ici bas sont dénommées aux lieux qui les virent naître, et, laissant de côté de vaines subtilités, il accepte le nom de Tayuya imposé par les parrains de l'autre monde, en recommandant de bien s'assurer de la nature du médicament, à une époque où la spéculation sait faire du Kousso avec certaine rosacée et du jaborandi au moyen de végétaux similaires.

A ce sujet, voici quelques indications qui ne seront pas inutiles :

La racine de Tayuya est taillée en rondelles épaisses de deux ou trois millimètres, de diamètre variable : Les plus grosses ont une circonférence de douze centimètres. Aussi bien au dedans qu'au dehors ces disques ont un aspect semblable à celui du fenouil avec cette différence que leur coupe montre une étoile dont les rayons viennent converger, en s'effilant, vers un centre commun. Par un effet d'optique, chacune de ces lignes semble faire saillie. On en compte une dizaine dans les rondelles qui ont douze centimètres de circonférence. Dix grammes de cette racine déplacent douze grammes d'eau et en absorbent dix neuf.

Quand la racine de Tayuya est fraîche, sa section longitudinale médiane laisse voir à l'œil nu des cellules remplies d'eau de végétation ; lorsque la racine est sèche le microscope montre des cavités bien marquées et disposées comme les alvéoles des abeilles. La méthode de Mitscherlich a permis de déterminer la quantité de cellulose contenue dans le Tayuya, et, par suite, de connaître le poids des substances minérales.

Huit expériences différentes ont été faites par M. Stanislas Martin dans le but de savoir si l'amertume du Tayuya est due à un alcaloïde ; le principe immédiat organique cherché n'a pu être isolé. Faut-il attribuer cet insuccès à un défaut de manipulation, ou convient-il d'en accuser la trop petite quantité de substance soumise à l'analyse? On ne saurait le dire. Toujours est-il que l'opération tentée a fait découvrir dans le Tayuya les éléments constitutifs suivants : résine verte, matière grasse de couleur jaune-citron, matière extractive brune très-amère et fortement aromatique, tannin, mucilage, amidon, huile volatile, magnésie, albumine, chaux, fer, potasse, ligneux et glucose (traces).

Les substances minérales sont si abondantes dans le Tayuya qu'elles viennent se montrer sous forme de poudre blanche à mesure qu'on concentre une décoction de ce végétal aiguisée d'un peu d'acide acétique.

L'eau distillée de Tayuya, son alcoolat, ses teintures, éthérée ou alcoolique, constituent des liquides essentiellement aromatiques.

Le professeur Louis Gabba a entrepris des recherches analytiques sur douze cents grammes de Tayuya mis à sa disposition par M. Ubicini ; de ses expériences, faites au laboratoire chimique du Royal institut technique supérieur de Milan, il résulte :

« Que la partie ligneuse de la racine traitée par l'alcool bouillant abandonne au liquide une substance de couleur brune, neutre, longtemps inaltérable ;

« Que l'évaporation à siccité faite au bain-marie donne un résidu amorphe soluble dans l'eau froide et mieux encore dans l'eau bouillante ;

« Que cette solution n'est pas attaquée par l'acide sulfurique dilué aidé d'une douce chaleur, mais que ce contact la rend sensible à la liqueur de Fehling ;

« Que la réaction indiquant la présence du sucre ne se produit absolument qu'après le contact de l'eau chaude acidulée, d'où l'on peut conclure que la matière ligneuse en question contient du glucose ;

« Que le liquide aqueux dont il vient d'être parlé, traité par la potasse et décomposé par un acide concentré donne lieu à la formation d'un précipité peu soluble dans l'eau, soluble dans l'alcool. »

On continue en ce moment les recherches tendant à isoler absolument le principe actif du Tayuya.

Au mois de juillet 1876, M. Ubicini remit à un autre professeur,

M. Zenoni, huit cents grammes de racine de Tayuya qui furent analysés au laboratoire du Royal institut technique de Pavie. Le résultat obtenu par l'opérateur a été formulé comme suit :

« Les recherches que j'ai entreprises sur la racine de Tayuya m'ont amené à des conclusions identiques à celles du professeur Galba de Milan et de M. Martin de Paris. Comme eux j'ai trouvé : une résine, une matière grasse extractive, une huile, de l'amidon, du tannin, un mucilage, une substance susceptible de se transformer en sucre, etc. De plus, j'ai été frappé d'un détail bien propre à faire soupçonner la présence d'un alcaloïde : opérant sur la racine de Tayuya comme sur une substance manifestement alcaloïfère j'ai obtenu un corps qui, en présence des réactifs, se comportait à la façon d'un alcaloïde véritable. Je dois ajouter que ce corps n'a pu être préparé qu'en petite quantité, ce qui n'a pas permis d'arriver à la cristallisation. On y arrivera sans doute plus tard en opérant plus en grand.

Pour mieux approfondir la question, je reçois à propos le numéro du *Bulletin général de thérapeutique* du 15 septembre 1876 dans lequel un pharmacien, M. Yvon, fait connaître la composition de la racine de Tayuya non point avec la prétention de contrôler les résultats de son confrère M. Martin, mais simplement pour exposer le résultat de ses recherches propres.

Voici l'article de M. Yvon:

« Détermination de l'eau. — Un poids connu de racine a été pulvérisé, puis porté à l'étuve et soumis à une température de 102 degrés jusqu'à ce que le poids ne variât plus ; j'ai ainsi obtenu la proportion d'eau pour 100 ; elle est assez minime. Eau, 11 g. 57.

« Résidu minéral. — Par l'incinération de la racine qui m'avait servi dans l'opération précédente, j'ai eu la proportion des éléments minéraux ; cette proportion est considérable, ainsi que l'avait signalé M. Stanislas Martin. Sel, 11 g. 47.

« Ce résidu est très-alcalin, et un examen superficiel fait voir qu'il est en grande partie composé de chaux caustique, car il se dissout à peine dans l'eau, et cette eau surnageante, abandonnée à l'air libre, se couvre d'une pellicule comme le ferait l'eau de chaux, dans les mêmes conditions. Ce résidu, traité par l'acide chlorhydrique, se dissout sans effervescence appréciable ; il contient donc très-peu de carbonate. La dissolution n'est pas totale, il reste un peu de silice provenant en partie de la racine et en partie du dehors (sable adhérent), car on en trouve des fragments assez volumineux. La proportion de ce résidu est de 1 g. 02.

« La dissolution chlorhydrique m'a servi à doser la *chaux*, la *magnésie* et le *fer*.

« La *chaux* a été précipitée à l'état d'oxalate et pesée à l'état de carbonate; sa proportion est de 4 g. 21.

« La *magnésie* a été précipitée à l'état de phosphate ammonia-comagnésien, et pesée à l'état de pyrosphophate de magnésie; la quantité est de 3 g. 12.

« Fer et alumine. — Précipités par le sulfhydrate d'ammoniaque : ce fer contient de l'alumine; poids total, 1 g. 23.

« Les acides *chlorhydrique* et *sulfurique* se rencontrent dans la racine de Tayuya; mais en proportion tellement faible, que je n'ai pu les doser, vu la minime quantité de racine que j'avais à ma disposition.

« Le total de la *chaux*, *magnésie*, *fer* et *alumine*, retranché du poids du résidu minéral, donne par différence celui de la *potasse* et de la *soude*, il est de 1 g. 39 : ces différentes bases sont évidemment combinées dans la plante à des ordres organiques qui ont été détruits par la calcination.

« Glucose. — Dosé au moyen de la liqueur de Fehling dans le produit de la lixiviation de la racine par l'eau distillée; cette quantité est assez minime : 0 g.84 pour 100.

« Amidon. — L'amidon a été dosé après avoir été transformé en glucose par l'ébullition avec l'acide sulfurique étendu; la proportion est de 17 g,32.

« La racine de Tayuya contient une résine soluble dans l'éther et le chloroforme; pour en déterminer la quantité, j'ai épuisé, par un de ces dissolvants, un poids connu de racine, et, par évaporation, j'ai obtenu la résine dont le poids est de 1 g.17.

« Cette résine ressemble un peu à la cire d'abeilles comme consistance; elle est d'un jaune vert, d'une saveur excessivement amère. Son point de fusion a été déterminé avec soin, il est de 49 degrés.

« Ce chiffre peu élevé me l'avait fait considérer d'abord comme une matière cereuse, mais il n'en est rien, car elle possède une réaction acide, et se dissout en partie dans les alcalis, même l'ammoniaque. J'ai pu observer des cristaux microscopiques très-nets dans ces dissolutions. Cette résine me paraît être le principe actif de la plante.

« La racine épuisée par l'alcool colore ce dissolvant en jaune clair; la réaction est franchement acide. Cette teinture, concentrée par évaporation, a laissé déposer, au bout de plusieurs jours, des cristaux prismatiques assez longs, que j'ai pu recueillir sur un filtre et peser ; leur proportion est de 0g.24.

« Matière cristallisable soluble dans l'alcool, 0g.24.

« Il m'a été tout à fait impossible d'examiner ces cristaux, vu la faible quantité dont je pouvais disposer.

« Enfin, j'ai vainement, et par un grand nombre de procédés, recherché la présence d'un alcaloïde : je n'ai pas été plus favorisé que M. Stanislas Martin.

« Cette racine renferme encore une huile essentielle à odeur forte, qui passe à la distillation avec l'eau. En résumé, on peut assigner à la racine de Tayuya la composition suivante :

Eau	11.57	Eau	11.57
Partie organique	76.96	Glucose	0.84
		Matière cristallisable soluble dans l'alcool	0.24
		Résine amère	1.17
		Huile essentielle	»
		Amidon	17.32
		Acides organiques, Ligneux, Pertes	57.39
Partie minérale	11.47	Silice	1.02
		Chaux	4.71
		Magnésie	3.12
		Fer et alumine	1.23
		Potasse, soude (par différence)	1.32
		Acides sulfurique, chlorhydrique	non dosés.
Total	100.00	Total	100.00

Partie physiologique

Les lecteurs ont pu voir, en parcourant les pages qui précèdent, qu'il y a deux espèces de teintures de tayuya, l'une appelée *teinture mère* l'autre *teinture diluée*, la seconde étant préparée avec une partie de la première et trois parties d'alcool rectifié. Nous devons avertir que la teinture diluée (*teinture de tayuya* proprement dite (1) se trouve seule dans le commerce et qu'il ne faut pas en employer d'autre pour les usages thérapeutiques. La teinture mère a été mise entre les mains de quelques médecins dans un but d'étude, mais nul ne l'a administrée, sans l'avoir préalablement allongée avec trois fois son poids d'alcool. Seul le docteur Bazzoni s'est dispensé de faire ce mélange, mais il a eu la précaution de réduire ses doses en proportion. Jamais il n'en a prescrit plus de trois, quatre ou cinq gouttes matin et soir. Il est allé une fois jusqu'à vingt gouttes, mais c'était dans un véhicule aqueux, sous forme de gargarisme. Il lui était arrivé auparavant, il est vrai, d'en mettre un gramme dans une injection hypodermique, mais ce modus faciendi fut suivi d'une réaction si vive et d'une inflammation ressemblant tellement à celle du phlegmon (quoique non suivie de suppuration) qu'il n'a plus renouvelé ses tentatives.

Une malade du professeur Belluzzi ayant pris, d'emblée, dix gouttes de teinture diluée, eut des nausées, des vomissements et des douleurs gastralgiques; le jour suivant, la moitié de cette dose ne fut pas tolerée. Pourtant une autre malade du même chef de service, avait très bien supporté dix gouttes de Tayuya administrées intérieurement, en même temps qu'on lui donnait vingt autres gouttes de la même teinture dans un gargarisme, une injection vaginale et un bain.

Les docteurs Bruni et Veladini n'ont jamais prescrit plus de sept gouttes de *teinture mère* à prendre en trois fois dans la journée; Messieurs Lace et

---

(1) V. la note page 6.

Magni obtenaient les mêmes effets en donnant de sept à dix gouttes de *teinture diluée*.

Le docteur Ambrosoli a administré intérieurement de deux à seize gouttes de *teinture mère* sans avoir à noter des désordres sérieux ; il ne constate pas de réaction locale appréciable à la suite de l'injection du même liquide.

Le docteur Galassi s'est servi de la *teinture mère* tantôt à la faible dose journalière de deux à trois gouttes, tantôt à dose très-élevée. Il a pu en donner jusqu'à soixante-huit gouttes en vingt-quatre heures sans voir survenir des désordres appréciables. La seringue de Pravaz a servi au même médecin à faire pénétrer dans le tissu cellulaire, par la méthode hypodermique, jusqu'à un gramme de *teinture mere*, sans qu'on ait eu à noter d'autre accident, qu'une saillie dure et douloureuse à l'endroit de la piqûre, se terminant sans suppuration. Dans une lettre du 3 avril 1876 le Dr. Galassi dit encore, que donnant des soins à deux scrofuleux atteints d'ulcères malins à la face, il leur avait fait des injections sous cutanées de *teinture mère*, à pleine seringue, sans produire autre chose que de la rougeur, du gonflement et un peu de douleur, sans la moindre suppuration.

Quatre-vingt gouttes de *teinture diluée* données en un seul jour par le docteur Longhi n'ont pas amené de troubles digestifs chez un de ses malades ; chez un autre l'absorption de vingt-cinq gouttes seulement fut suivie d'un effet purgatif. Par la *teinture mére* la purgation n'eut lieu que lorsqu'on donnait de trente à quarante gouttes.

Le docteur Guelmi et moi nous avons employé exclusivement la teinture diluée. Nous prescrivions de une à vingt gouttes, dans un véhicule aqueux, pour l'usage interne ; pour l'usage externe, nous avons ordonné des fomentations avec parties égales de teinture et d'eau, principalement dans les engorgements sans ulcération. Mais avant de faire usage du Tayuya dans un but thérapeutique, nous avons fait des essais physiologiques dont les résultats vont être exposés dans les paragraphes suivants.

Il me fut dit que le docteur Bazzoni donnant des soins à une jeune dame de Milan, atteinte de dysmenorrhée et sujette à la constipation, avait voulu faire d'emblée, à chaque bras, une injection de un gramme de teinture mère : six heures après les règles se montrèrent, et, pendant leur durée, qui fut de sept jours, la malade eut des évacuations alvines fréquentes et abondantes. La diarrhée cessa vingt-quatre heures après, sans qu'il y eut eu ni douleur ni malaise.

Je savais aussi, que M. A. Bonasegla avait, dans le service du Dr Prolli à l'hôpital de Vigevano, fait, au mois d'août 1875, une injection hypodermique à pleine seringue (*iniezione completa*) au bras droit d'une jeune fille et que cette opération n'avait donné lieu qu'à une faible réaction dissipée en quelques jours. Une autre injection avait été faite au bras gauche d'un enfant de dix ans, dans le service de chirurgie du docteur de Gaudenzi; une inflammation légère s'était montrée le lendemain à l'endroit de la piqûre mais elle avait diminué rapidement et s'était terminée bien vite par résolution.

Il y a un an environ qu'à l'institut des rachitiques de Milan, le savant docteur Pini fait prendre la teinture de Tayuya diluée aux enfants atteints de scrofule, et, il se réjouit chaque jour, de voir le nouveau médicament améliorer sensiblement l'état des jeunes sujets confiés à ses soins.

Pour ma part, j'ai essayé la teinture diluée de Tayuya sur diverses personnes ayant bien voulu se prêter à mes expérimentations. A tous les membres d'une même famille, composée d'un homme et de trois femmes, je donnai vingt gouttes de Tayuya dans une cuillerée d'eau, trois heures avant le repas. Femmes et homme sentirent se réveiller l'appétit et s'accélérer les fonctions digestives. L'un des sujets eut des évacuations normales, un autre fut pris de diarrhée sans colique, immédiatement après avoir mangé. Quinze jours après, je fis reprendre trois gouttes de Tayuya aux mêmes individus et aux mêmes heures, le résultat se borna à un désir plus vif de prendre des aliments.

Une autre fois, dans une autre famille, trois individus adultes, soumis à la dose unique de trois gouttes, eurent des nausées et de l'entéralgie, suivies, chez l'un d'eux, d'une déjection pultacée. Des mêmes individus soumis à la même cause, quelque temps après, un seul fut purgé ; il fallut aller jusqu'à trente gouttes pour agir sur l'intestin de ses compagnons.

J'avais remis, avant qu'il ne fut malade, à l'individu qui fait le sujet de l'observation XXX un petit flacon de Tayuya en le priant d'en prendre vingt gouttes par jour, soit un gramme. Persuadé qu'il absorbait un précieux apéritif, il fut exact à suivre la prescription tant que dura le remède. Après un mois, interrogé sur l'effet produit, il déclara qu'il se sentait meilleur appétit et rien de plus. Pressé de questions, il ajouta que le neuvième jour, ayant pris trente gouttes au lieu de vingt, il avait eu deux évacuations alvines dans l'espace d'une heure.

Les faits qui viennent d'être énumérés, m'ayant donné la conviction que l'organisme humain n'a rien à redouter de l'absorption du Tayuya, je n'hésitai pas à le prescrire à mes clients scrofuleux ou syphilitiques à l'exclusion de toute autre médication : le bistouri et le crayon de nitrate d'argent furent seuls, quand besoin était, les auxiliaires de la précieuse racine. Je vais dire le résultat de ma pratique et présenter les observations cliniques par ordre chronologique autant que possible.

Partie clinique

Syphilis

I. — *Ulcère dur du pouce gauche, adenite axillaire du même côté, pustules et taches disséminées* (rameiche), *douleurs osteocopes, choroïdite.* (Dr Charles Bazzoni, de Milan, lettre du 1 avril 1873.)

Au commencement de l'année 1860, le Dr Charles Bazzoni eut le malheur de s'excorier le pouce de la main gauche, avec un fragment d'os qu'il était en train d'extraire à un malade atteint de syphilis compliquée de gangrène. Il cautérisa au nitrate d'argent cette petite lésion, et ne s'en préoccupait pas davantage, lorsque huit jours après, un petit tubercule noirâtre se montra à l'endroit de l'excoriation, qui vint lui prouver que le virus avait été absorbé. En effet, le tubercule dont nous parlons s'ouvrit et donna lieu à une ulcération dure, à bords circulaires relevés, avec sécrétion de matière ichoreuse sanguinolente, douleur vive et gonflement de tout le doigt. La médication accoutumée fut opposée promptement à ces manifestations morbides; lotions locales, pilules de sublimé, etc., furent mis en usage, mais vingt jours après, une adénite axillaire empêchait tout mouvement du bras et l'ulcération restait ce qu'elle avait été au début.

Plusieurs mois s'étant passés dans cette situation, le malade vit apparaître sur la peau des pustules disséminées et des taches *raméïqués*; il se fit faire trente frictions avec l'onguent mercuriel et prit autant de bains chauds et de fumigations. Ce traitement fut suivi d'un peu d'amélioration. L'éruption diminuait, l'ulcération devenait plus circonscrite, l'adénite marchait vers la résolution, quand survinrent des douleurs osteocopes aux tibias, s'exagérant pendant la nuit, et un affaiblissement considérable de la vue. Alarmé par ce dernier symptôme, le Dr Bazzoni se fit examiner par un spécialiste, qui constata une double choroïdite. Il se mit pendant deux mois à l'iodure de potassium, il évita d'exposer l'organe visuel à la lumière vive, il s'abstint de porter ses regards sur les objets de couleur bleue ou vermillon. Quand ces moyens eurent un peu amélioré sa vue, M. Bazzoni déclara avoir assez de tous ces traitements. Bien que ses organes visuels n'eussent pas recouvré leur activité normale, quoiqu'il lui restât une salivation (*scialorea*) nocturne, malgré que les taches spécifiques marquassent encore ses téguments et que ses articulations inférieures fussent douloureuses, il coupa court à toute médication, reprit ses travaux accoutumés et laissa à la nature le soin de lui rendre la santé.

Dix ans après (septembre 1872), le vieux syphilitique n'allait pas mieux. M. Ubicini lui proposa d'essayer du Tayuya. Il prit matin et soir cinq gouttes de teinture-mère étendue d'eau.

Dès les premières doses, dit-il, j'éprouvai une sensation agréable, sans cuisson, sans dégoût, sans trouble de l'estomac ni du ventre ; mes papilles gustatives seules étaient impressionnées par une saveur très-franchement amère. Un bien-être général se produisit qui m'engagea à continuer l'usage du Tayuya. J'en absorbai pendant environ un mois. Au bout de ce temps, mes yeux étaient meilleurs, ma salivation avait cessé, mes taches avaient disparu.

Convaincu d'avoir ainsi triomphé des dernières manifestations d'une infection syphilitique qui avait résisté aux ressources ordinaires de l'art, le docteur Bazzoni déclara qu'il emploierait à l'avenir le Tayuya avec le calme le plus parfait et qu'il porterait à la connaissance du public les résultats de cette pratique.

II. — *Douleurs ostéocopes datant de plus de douze ans.* — (id., id. Lettre du 25 juin 1874).

Un malade traité sans résultat par les préparations mercurielles longtemps continuées et le décocté de Pollini obtint une amélioration en prenant de six à huit gouttes de Tayuya par jour, dans un peu d'eau de fontaine. Il continue l'usage de la teinture.

III. — *Ulcère à bords calleux ancien et rebelle, ayant résisté à divers traitements.* — (id.).

Une injection sous-cutanée de Tayuya a produit une réaction très-vive, suivie de guérison.

IV. — *Syphilis plantaire et palmaire, ulcération chronique du cuir chevelu et de la jambe.* — (id.).

Injection hypodermique de Tayuya, phlegmon consécutif, guérison au bout de deux mois.

V. — *Plaques muqueuses des lèvres, de la bouche et des amygdales, douleurs ostéocopes et engorgement des ganglions cervicaux.* — (id. Lettre du 19 mars 1876).

M. F. G., âgé de 30 ans, employé des travaux du chemin de fer, fut atteint, au commencement de 1874, d'un chancre infectant, siégeant sur le gland, suivi d'un bubon du côté droit, marchant lentement vers la suppuration. Une large incision faite pour vider la tumeur inguinale, produisit une plaie à bords relovés et à fond lardacé. La peau du corps tout entier se recouvrit d'une éruption erythémateuse qui, abandonnée à elle-même, aurait fait courir les plus grands dangers au malade. Un traitement mercuriel avait permis à M. F. G. de reprendre ses occupations, mais, si la plaie de l'aine était cicatrisée, d'autres désordres avaient paru. Les lèvres, la bouche et le gosier étaient tapissés de plaques muqueuses et une violente douleur au penis tourmentait le sujet, surtout pendant la nuit. Ceci se passait vers le milieu d'octobre. C'est alors qu'il demanda des soins au docteur Bazzoni. Ce médecin prescrivit la teinture-mère de Tayuya, à la dose de vingt gouttes par jour, dont dix pour l'usage interne et dix en gargarisme. Cette prescription fut suivie jusque vers le 15 janvier, en augmentant graduellement la dose et arrivant à trois fois vingt gouttes dans la même journée. La guérison fut la conséquence de cette médication, les plaques muqueuses disparurent, les douleurs osteocopes ne se montrèrent plus, enfin le malade reprit absolument tous les signes apparents de la santé.

VI. — *Chancre induré, adenite inguinale, éruption papuleuse.* — (id. Lettre du 16 septembre).

G. B. âgé de 35 ans, ouvrier de la banlieue de Milan, d'une excellente constitution, n'avait jamais été malade lorsqu'il se présenta à la consultation le 10 mars 1876, pour un chancre induré du prépuce, large comme une pièce de deux centimes, avec une adénite inguinale saillante et des papules au pourtour de l'aine ainsi que sur tout le scrotum. Le malade n'avait commencé aucun traitement, bien que son mal datât de plus de deux mois.

On lui prescrivit la teinture de Tayuya dans un véhicule aqueux, d'abord à la dose de huit gouttes à prendre en quatre fois dans la journée, puis on augmenta progressivement pour arriver jusqu'à quatre-vingt gouttes. On fit appliquer de plus, sur les points contaminés par la syphilis des plumasseaux de charpie arrosés de Tayuya étendu d'eau. Une amélioration graduelle se produisit pendant les quarante-cinq jours que dura le traitement, et le 1er mai le malade était complétement guéri.

VII. — *Périostite sterno-claviculaire gauche avec vaste ulcération et douleurs ostéocopes.* — (Dr Charles Kruch de Pavie, lettre du 19 juillet 1874.)

Une femme atteinte du mal indiqué ci-dessus, vit son état s'améliorer sensiblement en prenant pendant un mois la teinture de Tayuya.

VIII. — *Catarrhe purulent utéro-vaginal, végétations.* — (Profes. César Belluzzi, de Bologne, lettre du 6 mars 1875).

La malade qui fait le sujet de cette observation ne put supporter le Tayuya. Son ingestion fut suivie de vomissements, de nausée et de douleur gastralgique durant toute la journée; les mêmes phénomènes se reproduisirent le lendemain avec une nouvelle dose. Il est vrai de dire, que le médicament avait été donné à la dose d'une demi-cuillerée à café dans un quart de verre d'eau.

IX. — *Impétigo du cuir chevelu, alopécie, ulcérations à la gorge, éruption papuleuse confluente au voisinage de l'anus et de la vulve, taches disséminées sur la peau, écoulement vaginal fétide très abondant.* — (id.).

Cette malade est la seconde que le professeur Belluzzi mit à l'usage du Tayuya. Dès son entrée à la maternité de Bologne elle prit une demi-cuillerée de teinture en trois fois dans sa journée, le remède fut bien supporté. Une quantité double de Tayuya fut employée avec addition d'eau pour faire des injections vaginales, des bains de siége, des gargarismes et des lotions sur la tête, les cheveux étant préalablement coupés. L'accouchement qui arriva le quatrième jour fit suspendre le traitement, mais déjà l'état de la gorge était meilleur et la tête avait un aspect plus rassurant. L'usage du Tayuya fut recommencé douze jours après, tant à l'intérieur qu'à l'extérieur, et continué pendant plus d'un mois jusqu'au moment où la femme sortit de l'hôpital. Elle nourrissait elle-même son enfant et n'avait plus que quelques papules aux grandes lèvres. On lui remit un flacon de teinture pour achever la guérison chez elle.

X. — *Conjonctivité purulente, etc.*

L'enfant de la femme dont il vient d'être parlé eut une conjonctivité purulente, suivie un mois après d'une dermatose vesiculaire disséminée qui ne dura que peu de temps.

Les renseignements recueillis plus tard font naître quelques doutes sur le maintien de cette guérison.

XI. — *Ulcérations à la bouche et aux bords palpebraux, papules ulcérées aux parties génitales externes.* — (id.).

Une petite fille d'environ trois mois, amenée à la maternité de Bologne, fut soumise à l'usage externe de la teinture de Tayuya. La mort survenue rois jours après, ne permit pas d'étudier les effets du médicament.

XII. — *Chancre du gland datant de cinq jours, douleurs légères et gonflement des ganglions inguinaux.* — (Dr Charles Semenza, de Milan).

Un jeune homme sain et de constitution robuste, n'ayant jamais eu de maladie vénérienne, présentait les symptômes énumérés ci-dessus. Quinze jours de traitement par le Tayuya suffirent pour la cure radicale de sa vérole. Le sujet a scrupuleusement exécuté les prescriptions du médecin, huit mois se sont écoulés et aucun accident n'est venu faire douter de la guérison obtenue.

XIII. — *Chancre à la base du gland, adenite inguinale double.* — (Dr Bruni, de Milan, lettre du 10 janvier 1876).

L'ulcération, d'abord vainement traitée par la cautérisation, par un premier chirurgien, avait été cicatrisée par le Dr A...., au moyen du sublimé, mais des symptômes d'infection générale s'étaient montrés que la médication ordinaire avait été impuissante à faire cesser. Même insuccès avec les substances de la pharmacopée d'Hahnemann. La suppuration était imminente quand on eut recours au Tayuya. On prescrivit donc une goutte de teinture mère dans une cuillerée d'eau, à prendre toutes les quatre heures, et dix gouttes pour mettre sur les compresses. Au bout de cinq jours, le malade, qui auparavant ne pouvait presque pas marcher, à cause de l'état de ses aines, se trouva si bien qu'il se crut guéri ; après la dixième journée il alla voir le Dr Bruni, pour le remercier de lui avoir procuré le remède puissant qui l'avait si rapidement délivré de la suppuration redoutée. Ce médecin déclare que la guérison de son client fut complète, tant au point de vue général que local, et il ajoute que les vertiges et le pyrosis (constatés chez un cancéreux inutilement traité par le Tayuya à dose plus élevée), ne se montrèrent absolument pas chez ce syphilitique.

XIV. — *Ulcérations syphilitiques au gosier, plaques muqueuses au pourtour de l'anus et sur les grandes lèvres, engorgement des ganglions cervicaux et inguinaux.* — (Dr Eugène Lace, de Turin, lettre du 17 janvier 1876).

Marie S..., âgée de 31 ans, de Felleto, commença à prendre du Tayuya le 26 novembre 1875. Elle absorbait en quatre fois, d'abord dix, puis vingt gouttes de teinture diluée dans 120 grammes d'eau sucrée, sans accuser la moindre incommodité. Pour l'usage externe elle n'employait d'autre topique que de l'eau pure, et on lui faisait de légères cautérisations au nitrate d'argent. Après quarante-cinq jours de ce traitement, toutes manifestations externes avaient disparu et la santé était revenue. Une suspension de huit jours permit au médecin de s'assurer de la guérison.

XV. — *Eruption syphilitique papuleuse confluente.* — (Dr Charles Ambrosoli, de Milan).

Louis C..., âgé de 33 ans, d'un tempérament robuste, sans antécédents héréditaires ni autres, présentait une syphilide papuleuse, confluente, avec des engorgements ganglionnaires nombreux. Il était aussi porteur d'une large ulcération qui désorganisait les parties molles de la voûte palatine. Il prit d'abord deux gouttes de Tayuya, il augmenta d'une goutte tous les jours et arriva à seize. A mesure que la dose augmentait, l'éruption s'effaçait et l'ulcération prenait un meilleur aspect. Vingt jours plus tard, la guérison était complète, sauf quelques macules pigmentaires.

XVI. — *Chancre induré, adénite inguinale gauche, roséole.* (id.)

François G..., originaire de Melegnano avait eu dans sa jeunesse une pneumonie grave qui n'a pas laissé de traces. A l'âge de 37 ans, il entre au grand hôpital de Milan, salle Saint-Louis, pour un chancre induré siégeant dans le sillon balano-preputial. Il est soumis au traitement par le Tayuya comme le malade de l'observation précédente, et après quatorze jours la roséole avait disparu; il en était de même de l'induration chancreuse.

XVII. — *Ulcérations syphilitiques simples.* (id.).

Elvire L..., avait des ulcérations aux grandes et aux petites lèvres et à la fourchette (1). Des compresses mouillées de 4 gr. de Tayuya et de 50 gr. d'eau les cicatrisèrent en six jours.

Le texte italien dit « *fossetta* » qu'il faudrait traduire par *fossette*, mais nous pensons qu'il y a là une faute d'impression et que le mot de l'auteur est *forchetta*, qui se dit de la commissure postérieure des grandes lèvres de la vulve. (*Note du traducteur.*)

XVIII. — *Ulcérations syphilitiques disséminées.* — (id.).

Laure G..., âgée de 35 ans, est atteinte de syphilis constitutionnelle se manifestant par des ulcérations nombreuses et fétides, éparses sur les téguments. On lui fait une injection hypodermique avec un gr. de teinture pure, une légère réaction se produit et un peu d'induration se montre à l'endroit de la piqûre. Des lotions sont pratiquées sur les ulcérations avec de l'eau aiguisée de Tayuya, quatorze jours suffisent pour amener leur cicatrisation. A leur place il ne reste plus qu'une simple rousseur pigmentaire.

XIX. — *Papules cutanées syphilitiques.* — (id.).

N. N..., Fille publique, âgée de 27 ans, originaire de Lodi, est admise à l'hôpital des syphilitiques pour une éruption papuleuse couvrant le corps tout entier. On lui fait une injection hypodermique avec un gr. de Tayuya, il y a un peu d'inflammation locale, suivie d'une prompte amélioration générale. Une nouvelle injection est faite au bout de huit jours, et après seize jours de traitement la femme N. N...., est renvoyée guérie.

XX. — *Syphilis infantile.* — (id.)

Un enfant de deux ans prend la vérole de sa nourrice. Il présente une roséole papuleuse, une inflammation des ganglions de l'aine et de la région inguinale. Il est guéri en quelques jours avec un gramme de Tayuya, administré par la méthode hypodermique, l'injection ne produit pas de réaction locale.

XXI. — *Plaques muqueuses de la bouche, engorgement des ganglions cervicaux, papules au front et à la poitrine.* — (Dr Magni, de Milan, lettre du 15 mars 1876).

Un jeune homme robuste, de bonne famille, avait eu un chancre au prépuce qu'il avait fait disparaître en quinze jours, au moyen de plumasseaux de charpie et d'une solution concentrée de perchlorure de fer. Quarante jours après, il alla demander des soins à son médecin pour les désordres indiqués en tête de ce paragraphe. On lui proposa de faire usage du Tayuya. Il en prit d'abord cinq gouttes et alla jusqu'à trente sans accuser la moindre incommodité. Vingt jours de ce traitement suffirent pour faire disparaître les phénomènes d'infection secondaire, et, depuis lors, ce jeune homme jouit d'une parfaite santé.

XXII. — *Ulcération de la gorge, douleurs ostéocopes.* — (Dr Paul Veladini, de Milan, lettre du 1er avril 1876).

N. X.. du village de Varedo, âgée de trente-six ans, femme saine et d'une constitution robuste, n'avait jamais été malade, malgré ses durs labeurs et sa nourriture grossière, quand son mari lui communiqua la syphilis, Elle ne fit rien pour arrêter le mal à son début et ne réclama les soins d'aucun homme de l'art. Quand elle se décida à consulter un médecin, une douleur vive au gosier gênait ses mouvements de déglutition, et elle éprouvait à la vulve une sensation de brûlure. A son entrée à l'hôpital on constate une inflammation des ganglions cervicaux, un chancre à la commissure des lèvres, une large ulcération phagédenique à l'arrière bouche, avec destruction du voile du palais, des duretés dans les aines, des plaques muqueuses aux grandes et aux petites lèvres ainsi qu'à la partie interne et supérieure des cuisses ; l'état général n'est pas mauvais. Le traitement institué au début consiste en : injections sous-cutanées de calomelas, collutoire au chlorate de potasse, cautérisation au nitrate d'argent des commistures labiales. Après cinq injections les plaques muqueuses s'affaissèrent et disparurent, l'ulcération au gosier persista. Trois nouvelles piqûres furent faites : la maladie ne se modifiait point. On donna alors du proto-iodure de mercure à la dose de quelques centigrammes en pilules, la patiente s'en trouva bien. L'ulcération se combla, l'engorgement glandulaire disparut, il ne restait que la destruction du voile du palais : la malade se croyant guérie sortit de l'hôpital. Mais deux mois à peine s'étaient écoulés depuis son retour à la maison (où elle vivait misérablement de son travail, son mari étant mort), lorsqu'elle recommença à souffrir. Elle éprouvait de la difficulté à avaler et avait de forts spasmes au pharynx. Elle avait, disait-elle, « des douleurs dans les os » surtout pendant la nuit.

La pauvre femme alla donc consulter le docteur Veladini qui constata : une ulcération syphilitique à la partie postérieure du pharynx et une exulcération molle du palais avec persistance de douleurs ostéocopes. Devant la persistance de ce mal qui avait résisté à l'énergique médication spécifique tentée, le docteur Veladini voulut mettre à l'épreuve la vertu spéciale de la teinture mère de Tayuya.

Dans ce but il remit à la femme N.., un flacon contenant trente grammes du nouveau remède, en lui prescrivant d'en prendre dix gouttes par jour et d'en augmenter la dose progressivement jusqu'à vingt. Il la reconforta et lui donna bon espoir de guérison. Sa promesse n'avait pas été vaine. Un mois après, les trente grammes de Tayuya ayant été absorbés la veuve retourna contente chez son médecin pour lui annoncer qu'elle était guérie, qu'elle dormait bien la nuit et qu'elle n'éprouvait plus la moindre douleur. L'examen auquel se livra le docteur lui permit de constater que l'exulcération s'était comblée. Par précaution il recommanda à sa cliente de revenir le voir si elle éprouvait de nouveau quelque incommodité, mais, trois mois s'étant écoulés sans qu'elle se présentât, M. Veladini a cru pouvoir penser qu'elle continue à être bien portante.

XXIII.–*Chancres labiaux, inflammation des glandes cervicales, engorgement des ganglions inguinaux, douleurs ostéocopes.*– (id.).

N. N., négociant, âgé de 24 ans, né à Turin, domicilié à Milan, de constitution saine et robuste, adonné aux boissons alcooliques, contracta la syphilis. L'accident initial était un petit ulcère douloureux du gland. Quand il se présenta à la visite du docteur Veladini celui-ci constata : une éruption au prépuce et un chancre à la couronne du gland. Les premiers soins donnés, le médecin recommanda au malade de revenir le voir de temps en temps parce qu'il s'attendait aux manifestations de la syphilis constitutionnelle, N. N. ne tint pas compte de cette observation, il laissa passer plus de deux mois sans paraître. Quand il se décida à revenir il gémissait d'avoir suivi le conseil des empiriques en se voyant plus malade qu'au début. Il avait, en effet, malgré la cicatrisation du chancre balanique, une adénopathie cervicale, des ulcérations à la commissure des lèvres, des papules lenticulaires éparses sur toute la superficie du corps, une plaque syphilitique dure au prépuce. Le docteur voulut mettre en usage le traitement hypodermique, le client s'y refusa ; on lui donna alors des pilules de proto-iodure de mercure ; la salivation, survenue malgré le chlorate de potasse administré en collutoires et en potions, fit cesser cette médication.

Un mois plus tard notre négociant se présentait de nouveau chez son médecin: il avait pris du sirop de salsepareille ioduré et se trouvait pire que devant; les papules lenticulaires avaient disparu, mais l'ulcération des lèvres, l'adenopathie cervicale et l'engorgement des ganglions inguinaux persistaient, et, il y avait en plus des douleurs ostéocopes.

A ce moment le malade, qui n'avait pu supporter les préparations mercurielles, accepta de bon cœur la proposition qu'on lui fit de prendre du Tayuya. Il se soumit docilement et avec sagesse aux prescriptions formulées et après avoir absorbé soixante grammes de teinture il fut ravi de pouvoir annoncer sa guérison à son médecin, qui en constata la réalité.

M. le chevalier Pierre Gamberini, professeur distingué, avait bien voulu, sur la proposition des frères Ubicini, expérimenter le Tayuya dans sa clinique de l'hôpital Sainte-Ursule. Il chargea son suppléant le docteur Galassi, de consigner le résultat des essais tentés dans divers cas de syphilis et de scrofule : les observations qui suivent témoignent des conclusions satisfaisantes du professeur.

XXIV.— *Syphilide maculo-papuleuse consécutive à un chancre induré avec adenite inguinale.* — (Dr R. Galassi, de Bologne, lettre du 28 août 1878 à M. le Chev. Dr J.-B. Soresina.)

G. B., chaudronnier, âgé de 26 ans, né à Crevalcore, fut reçu à l'hôpital le 25 octobre 1875, pour une eruption papuleuse syphilitique. Voici ce qu'il raconte : à 17 ans, je contractai des chancres qui furent suivis d'un bubon suppuré qui fut incisé et guérit rapidement. Au mois de juillet de cette année, 17 ou 18 jours après avoir eu des rapports avec une femme, j'aperçus une ulcération dure dans le sillon balano-preputial. Cette plaie était tout-à-fait indolente, il en découlait une petite quantité de pus; sa forme était circulaire ; sa surface polie et luisante la faisait ressembler à une simple erosion epitheliale. Elle ressemblait, disait le malade, dans un langage exactement imagé, à « une ulcération cristalline ». Cette lésion fut traitée par un praticien qui en amena rapidement la cicatrisation au moyen du sulfate de zinc, mais elle fut suivie d'une inflammation des ganglions lymphatiques de laine des deux côtés, qui, quoique augmentés de volume considérablement, se maintenaient indolents et ne suppuraient point. Au commencement du mois d'octobre une roséole diffuse se montra, et, quelques jours après, des papules furent visibles au pourtour de l'anus, au scrotum et à la commissure des lèvres. Ces plaques s'étendant rapidement, soit malpropreté, soit fatigue, l'homme qui les portait fut reçu à l'hôpital où le professeur Gamberini posa ce diagnostic : syphilis maculo-papuleuse consécutive à un chancre induré avec adenite inguinale.

Le malade jusqu'alors n'avait suivi aucun traitement. On le mit à l'usage du Tayuya, et dès le 26 octobre on lui administra deux gouttes de teinture-mère dans quarante grammes d'eau distillée. On augmenta d'une goutte tous les jours, et le 7 novembre, le malade étant arrivé à prendre treize gouttes en vingt-quatre heures, on lui signa son *exeat* parce qu'il était parfaitement guéri. La roséole avait disparu, les papules s'étaient affaissées, il ne restait qu'une coloration pigmentaire marquant les places où les deux dermatoses spécifiques avaient évolué.

XXV. — *Syphilide papulo-ulcéreuse avec alopécie et angine papulo-muqueuse.* — (id.).

Marie G., domestique, âgée de 39 ans, née à Medicina, entrée à l'hôpital, le 25 janvier. Bonne santé antérieure, pas d'antécédents morbides (la mère très-âgée est très-robuste) ; vaccinée avec succès dans son enfance ; réglée à 14 ans sans accidents, régulièrement menstruée depuis ; mariée à 25 ans ; mère de quatre enfants, tous vivants, bien portants et robustes.

Marie G..., dit que les phénomènes morbides qui l'amènent à l'hôpital se sont montrés chez son mari un mois avant de les avoir constatés sur elle.

Vers le milieu du mois de décembre 1875 elle a commencé à éprouver des douleurs dans les articulations des membres inférieurs et dans le bras gauche. Ces douleurs, nulles au lit ou dans la station assise, étaient surtout sensibles quand elle marchait ou quand elle montait l'escalier.

Quelques jours après, la malade a présenté une roséole syphilitique avec traces de papules sans aucun dérangement notable. Pourtant, la voix n'a pas tardé à avoir un timbre moins clair, elle est devenue rauque et pénible, en même temps que le cuir chevelu s'est couvert d'une infinité de petites croutes se détachant avec le peigne. Cette chute de pellicules s'est faite sans effusion de sang, mais avec un peu de douleur. Elle a été suivie d'une abondante production furfuracée, encore visible au moment de l'entrée à l'hôpital, laquelle faisait tomber les cheveux par poignées. A son arrivée à la clinique, la femme n'a commencé aucun traitement. Le professeur Gamberini diagnostique : une syphilide papulo-ulcéreuse avec alopecie et angine papulo-muqueuse.

Le premier jour, on fit la prescription suivante :

Teinture-mère de Tayuya. 6 gouttes
Eau........................ 120 grammes.

Le remède est bien supporté ; les jours qui suivent, on augmente la dose de deux gouttes.

Le 2 février, le cahier de visites portait : « Le Tayuya n'a causé aucune sensation désagréable ; la syphilide papuleuse des organes génitaux externes va s'améliorant ; les papules les plus élevées et les plus petites s'affaissent ; celles qui s'exulcéraient marchent vers la cicatrisation et se recouvrent d'épithelium. » Le 9 février, la note était ainsi conçue : « le seul phénomène à consigner est un mouvement convulsif limité aux articulations ; le malade l'attribue au Tayuya. » A la page du 15 février, on lisait : « Malgré l'augmentation journalière de deux gouttes par jour, le mouvement convulsif dont on accusait le Tayuya n'a pas reparu. Les cheveux continuent à tomber, mais la malade persiste à aller mieux ; pour toute médication on continue l'usage du Tayuya. »

Le 27 février, Marie G..., demande à sortir de l'hôpital. On le lui permet, car elle est complétement guérie : l'hypophonie a presque cessé, la voix est à peine un peu voilée. L'alopécie qui est très-marquée permet de voir que l'éruption du cuir chevelu a bien disparu, il n'y a plus la moindre douleur articulaire.

Le Tayuya a été administré jusqu'à la dose quotidienne de soixante-huit gouttes de teinture-mère, sans amener aucun dérangement.

XXVI. — *Chancre induré, adénite inguinale; alopecie, éruption papuleuse.* — (id.).

A. G..., cuisinier, né à Nonantola, âgé de 27 ans. Cet homme porte au sillon balano-preputial un chancre dur, large comme une pièce de vingt sous ; il a une adénite inguinale assez marquée, un peu d'alopecie et des papules rondes, de la dimension d'une pièce de deux centimes sur le scrotum et au pourtour de l'anus ; ces plaques sont exulcérées et donnent assez de pus. Il n'a été fait aucun traitement jusqu'à ce jour.

Le 7 février on donne une mixture avec deux gouttes de teinture-mère de Tayuya, on augmente les jours suivants, comme dans l'observation précédente. Extérieurement on prescrit quatre grammes de Tayuya dans cent vingt grammes d'eau pour imbiber des compresses qu'on applique sur les papules ulcérées. L'amélioration est tellement rapide que le 22 février, le malade peut sortir de l'hôpital, débarrassé de ses manifestations syphilitiques.

XXVII. — *Chancre induré, bubon suppuré.* (Dr M. L. Faraoni.)

A. R..., cultivateur de la province de Pavie, âgé de 32 ans, sain et de constitution robuste, n'avait jamais été malade avant le printemps de 1872. A cette époque il dut consulter un médecin pour une vérole se manifestant par des ulcérations simples au prépuce et une inflammation des glandes inguinales. Les ulcérations se cicatrisèrent rapidement au moyen de quelques cautérisations au nitrate d'argent, mais l'adenite eut une suppuration lente et mit longtemps à se cicatriser, le malade s'étant refusé à ce qu'on employât le bistouri pour l'ouvrir, cela fut cause qu'il dut garder la chambre une quarantaine de jours et que trois mois furent nécessaires pour le rendre à la santé. Le traitement interne consista en pilules de protoiodure de mercure et la guérison suivit.

Trois ans après, nouvelle infection avec des symptômes plus graves qu'à la première. Elle débute par un gonflement turgescent de la couronne du gland, douloureux à la pression au point de provoquer des syncopes; le malade prend un purgatif et attend. Quatre jours se passent; il se produit alors plusieurs ulcérations ponctuées à fond lardacé, à bords calleux, qui ne tardent pas à envahir toute la couronne sans la désorganiser cependant. La douleur a presque cessé pour faire place à une légère sensation de brûlure. Aucun traitement n'a été fait quand A. R. vient me consulter, je constate les lésions déjà indiquées, plus l'engorgement des ganglions inguinaux du côté gauche. Je prescris trente grammes de teinture diluée de Tayuya qui devront être pris, trois fois par jour, d'abord à la dose de trois gouttes dans une cuillerée d'eau, puis de quatre, de cinq, etc. La médication externe consiste uniquement en charpie sèche, à appliquer sur les parties ulcérées. Après dix jours de ce traitement (le malade a gardé le lit sans être astreint à un régime spécial) l'engorgement glandulaire a disparu, l'ulcération est devenue plane, elle donne un pus de bonne nature n'ayant plus le caractère spécifique, le vingtième jour la cicatrisation est faite; quarante-huit heures avant, le total du Tayuya absorbé était de soixante gouttes.

Pendant la durée du traitement, les effets physiologiques observés par le malade furent les suivants : augmentation et persistance de l'appétit, un peu de constipation au début.

J'ai revu le sujet il y a plus d'un mois et j'ai eu la satisfaction de constater que la guérison était parfaite.

XXVIII. — *Alopécie, inflammation des ganglions cervicaux, douleurs ostéocopes.* — (id.).

M. P... négociant, de Pavie, très-actif, âgé de 30 ans, avait contracté la syphilis sept ans avant de se présenter à moi. Son mal l'obligeait à faire suivre les fatigues du jour d'un repos de dix et même de douze heures, mais ce temps semblait ne point lui suffire et il avait toujours beaucoup de peine à se lever. Les médecins qu'il avait consultés et les empiriques qu'il avait écoutés lui avaient recommandé divers spécifiques, aucun n'avait eu la chance de le guérir. Le 10 mai 1875, M. P..., s'adressa à moi. Le sommet de sa tête est poli et luisant, absolument glabre, les parties latérales et postérieures portent quelques cheveux minces et peu adhérents; les glandes inguinales sont fortement indurées et douloureuses à la pression ; la peau est le siége d'une roséole ; deux ganglions du cou sont hypertrophiés, un troisième, situé sous l'oreille droite, est ramolli. Convaincu que j'ai affaire à la forme *celtica*, je veux encore essayer du Tayuya, le malade accepte docilement ma proposition et je lui donne neuf gouttes de teinture à prendre en trois fois dans la journée, en augmentant de trois gouttes chaque jour. Le 17, après trois doses de huit gouttes, M.P... eut une diarrhée qui dura trois jours, avec appétit normal et moins de tendance au repos. Le 19, le ganglion ramolli situé sous l'oreille droite s'ouvre spontanément sans douleur. Le 26, la dose de huit gouttes étant continuée et les digestions se faisant bien, la diarrhée reparaît pendant cinq jours ; le sommeil a diminué d'une façon notable, il n'est plus que de six à sept heures, l'état général est satisfaisant, la dose journalière de Tayuya est portée à douze gouttes en trois prises.

Le 13 juin, je note : augmentation de l'appétit, diarrhée légère depuis quatre jours, disparition de l'induration inguinale, incision du ganglion de l'oreille, suppuration.

La dose de douze gouttes est continuée jusqu'au 4 juillet ; à ce moment je constate : appétit excessif, selles fréquentes depuis trois jours, durée du sommeil six heures, arrêt de l'alopecie, diminution de l'écoulement du ganglion cervical (l'incision faite a produit une solution de continuité de trois centimètres) ; pansement avec la charpie sèche. Le malade désirant dormir un peu plus demande qu'on lui donne un peu moins de Tayuya. Je reviens à cinq gouttes avec recommandation d'augmenter d'une, quatre jours après et ainsi de suite. Je fais faire en même temps des fomentations avec parties égales d'eau et de teinture sur les ganglions latéraux du cou.

Le 18, ils ont considérablement diminué de volume.

Le fond de la plaie est uni et laisse voir des bourgeons de bonne nature.

A la date du 28, je trouve sur mes notes : bon appétit, défécation à peu près tous les jours, plaie cicatrisée, durée du sommeil sept heures ; état général excellent.

Le malade continue le Tayuya à la dose de dix gouttes par jour, du 9 août au 2 septembre ; la durée du sommeil retombe à six heures, avec quelques interruptions. On suspend l'usage du médicament, dès le second jour le besoin de dormir remonte à huit heures.

Le 12 septembre, le malade redemande un flacon de Tayuya dont il veut prendre quelques gouttes avant les repas, il n'y manque jamais durant plus de quatre mois ; il absorbe ainsi sept flacons, équivalent à deux cent dix grammes de teinture et il est heureux d'avoir, par ce moyen, recouvré le bien-être qu'il avait perdu depuis sept ans.

XXIX. — *Chancre mou suivi de bubon du côté droit.* — (Id.).

B. E., de Pavie, âgé de 25 ans, employé, de constitution saine et robuste, n'avait jamais eu d'autre maladie, quand le 6 juillet 1876, il se présenta à moi pour un endurcissement de l'aîne, qui l'empêchait de marcher. Il ignorait d'où pouvait venir ce mal, mais il en reconnut bien vite la cause quand je lui eus fait voir dans le sillon balano-preputial, au voisinage du frein, une ulcération de couleur cuivrée, large de cinq millimètres, transparente, déprimée, qu'il pouvait avoir contractée trois semaines auparavant, et que l'absence de douleur avait fait passer inaperçue. L'adenite a le volume d'un gros œuf de poule, elle est douloureuse au toucher, la peau qui la recouvre est le siége d'une vive rougeur.

Je conseille l'usage interne du Tayuya, à la dose de trois gouttes de teinture trois fois par jour; je fais appliquer sur le bubon, des compresses imbibées d'un mélange d'eau et de Tayuya, par parties égales, et je panse le chancre avec de la charpie sèche. Repos au lit sans régime spécial. Le neuvième jour, la rougeur des teguments a disparu, la tuméfaction persiste, le chancre a pâli et s'est circonscrit, l'appétit s'est exagéré. La dose de Tayuya est portée à cinq gouttes, on continue les applications externes.

Le quinzième jour, le malade prend sept gouttes. Cinq jours plus tard le chancre est cicatrisé, mais le bubon existe toujours, quoiqu'il ait diminué à la périphérie. Du 20 juillet au 10 août, B. E., prend quotidiennement trente gouttes de Tayuya trois fois, l'appétit augmente de plus en plus, mais il survient une constipation qui nécessite un purgatif, lequel n'est suivi d'évacuation qu'au bout de trente-six heures. A ce moment la fluctuation est manifeste dans la profondeur du bubon, j'abandonne les compresses de Tayuya, et je les remplace par des cataplasmes de farine de graines de lin. Je ne donne plus que cinq gouttes de Tayuya, pour éviter le retour de la constipation, une selle naturelle arrive au bout de trois jours. Le 16, la peau qui recouvre le bubon, amincie et désorganisée, s'ouvre spontanément et donne issue à du pus séreux; avec le bistouri de Sivigny, je pratique une contre-ouverture longue de sept centimètres, qui met à découvert le fond de la tumeur et le laisse voir comme voilé par un liquide albumineïde. Les bords de la plaie, plus spécialement les angles, sont touchés avec le crayon de nitrate d'argent pour empêcher leur adhérence et je bourre le clapier de charpie sèche que je laisse en place vingt-quatre heures.

Le jour suivant, je détache le plumasseau par un lavage à l'eau tiède, le fond de la plaie a bon aspect, il est detergé et se met à bourgeonner, tandis que les bords ne sont pas encore débarrassés des escharres. Le 20 les parties mortifiées tombent, les bourgeons charnus augmentent. On continue encore la dose de cinq gouttes pendant dix jours, après lesquels le travail de cicatrisation semble rester stationnaire, chose peu rare en chirurgie pratique. Décidé à ne pas tenter d'autre médication que celle déjà mise en usage, je prescris au malade de prendre trois gouttes de tayuya toutes les deux heures. Mon ordonnance est suivie jusqu'au 6 septembre. A ce moment la cicatrice est consolidée et toutes les fonctions se font bien. Le 16, il y avait retour à l'état physiologique parfait.

B. E., a continué volontairement à prendre un gramme de Tayuya par jour pendant un mois comme par mesure prophylactique, de telle sorte que dans une période de quatre-vingt-dix jours, il n'avait pas bu moins de cent cinquante grammes du nouveau médicament.

En ce moment il n'y a pas eu de récidive et rien ne peut faire douter de la guérison obtenue.

XXX. — *Chancre induré, ganglionite inguinale gauche.* — (id.).

E. R., âgé de 19 ans, étudiant de Pavie, maigre et élancé, mais de bonne constitution, se présente à ma consultation, le 28 juillet 1875. Il donne les renseignements suivants : « Je suis malade depuis vingt jours. Cinq jours après un coït infectant, je vis se produire sur la peau antérieure de la verge, en un point correspondant au sillon balano-préputial, une élevure elliptique, dure, indolente, de la grosseur d'un pois ; dix jours plus tard je remarquai au même endroit un point jaunâtre central, que je fis cautériser au nitrate d'argent. Cette opération fut suivie d'un gonflement de l'aîne gauche, le point jaune s'ouvrit et s'ulcéra, je le pansai d'abord avec de la charpie imbibée de perchlorure de fer, depuis quarante-huit heures je l'ai saupoudré d'iodoforme».

A mon premier examen, je me trouve en présence d'une ulcération sphéroïdale indolente, à bords calleux très-relevés, déprimée au centre et secrétant une petite quantité de pus ; dans l'aîne gauche, je constate une inflammation indolente des ganglions.

Je prescris quinze grammes de teinture de Tayuya, à prendre en trois fois dans la journée et j'ordonne d'augmenter la dose de quelques gouttes les jours suivants ; le 4 août la dose est de trente gouttes, sans préjudice de fomentations faites sur le bubon avec un mélange de Tayuya et d'eau par parties égales ; le chancre est pansé avec la charpie sèche.

Le 5 août, le malade a deux évacuations alvines abondantes, dans l'espace d'une heure. Le 6, je réduis la dose de Tayuya à douze gouttes ; les bords de l'ulcération se sont affaissés, son centre plus uni se recouvre de granulations rosées et laisse suinter un pus de bonne nature ; le 14, la cicatrisation est complète. La tuméfaction inguinale est réduite au volume d'une noisette.

Je fais cesser l'usage interne du Tayuya, je l'applique pur sur la petite tumeur de l'aîne et après cinq jours de ce traitement local, la glande n'est absolument plus perceptible.

XXXI. — *Chancre mou, végétations, adenite inguinale droite.* — (id.).

R. G., âgé de 22 ans, étudiant de Pavie, d'un tempérament sain, d'une constitution physique robuste ; vint me consulter le 2 septembre 1875. Il me raconte que cinq mois avant il a eu un bubon du côté gauche, non précédé de chancre, lequel fut traité par une large application de sangsues et se termina par suppuration. Comme médication interne, il prit, ajoute-t-il, plus de cent grammes d'iodure de potassium et de copieuses doses de bi-iodure de mercure en pilules ; il parut se bien porter pendant environ trois mois. Au bout de ce temps, il survint, — le malade assure que c'est sans cause nouvelle, — une ulcération au prépuce et des végétations précédées, une vingtaine de jours avant, d'une induration des ganglions de l'aine droite. L'étudiant qui réclamait mes soins, avoue qu'il fume sans cesse et qu'il boit beaucoup de liqueurs alcooliques.

Je commence par couper les végétations au ciseau et cautériser les sections avec le nitrate d'argent ; Je porte aussi le crayon caustique sur l'ulcération et je panse le tout avec de la charpie sèche. Je ne m'occupe pas localement de l'adénite qui n'est pas douloureuse à la pression, et je donne à l'intérieur neuf gouttes de Tayuya à prendre en trois fois dans la journée. J'augmente les jours suivants et j'arrive à prescrire jusqu'à trois grammes (60 gouttes) en vingt-quatre heures. Après seize jours de ce traitement, le malade constate lui-même la cicatrisation de l'ulcère et des plaies faites par les ciseaux, ainsi que l'abaissement de la tumeur inguinale. Ce résultat a été obtenu sans que l'étudiant R. G., ait rien changé à ses habitudes de viveur ; malgré cela aucun trouble physiolo-que ne s'est produit, la dose totale de Tayuya absorbée étant de près de soixante grammes.

XXXII. — *Syphilides cutanées et alopécie.*

V. M., de Pavie, âgée de 26 ans, couturière, robuste mère de trois enfants, se présente à ma consultation le 8 mai 1875. Après son dernier accouchement elle a contracté un chancre qui a été cicatrisé par des applications de calomel. Deux ans se sont écoulés pendant lesquels elle a paru jouir d'une bonne santé, mais au bout de ce temps, des manifestations morbides se sont montrées. Le front, la poitrine et les bras de ma cliente, ont été marqués de taches cuivrées dont elle soupçonnait l'origine spécifique. Deux mois durant, elle leur opposa les antiphlogistiques et les évacuants, les taches ne firent que s'étendre et se multiplier; il survint de plus une alopécie du vertex, qu'un pharmacien tenta vainement de combattre avec des pommades et des onguents variés. Devant ces insuccès la malade a recours à moi.

Je prescris la teinture de Tayuya intus et extra. A l'intérieur j'en donne graduellement de neuf à trente gouttes par jour (prises comme il a été indiqué plus haut); à l'extérieur je fais lotionner les taches syphilitiques avec un mélange de deux parties d'eau et d'une de Tayuya. Ce traitement est continué pendant un mois. Quand ma couturière a consommé environ 200 grammes du médicament Ubicini, j'ai la satisfaction de constater que la chute des cheveux s'est arrêtée et que la peau a repris sa coloration normale.

XXXIII. — *Aléopecie, douleurs osteocopes.* (id.).

B. A..., employé, âgé de 25 ans, demeurant à Pavie, d'une constitution délicate avait eu un chancre mou au voisinage du frein, sur le côté droit du prépuce.

Cette ulcération avait été suivie de l'engorgement des ganglions inguinaux correspondants. Le traitement opposé à ces manifestations morbides consista en cautérisations au nitrate d'argent et applications de Calomel à la vapeur : elles amenèrent la cicatrisation du chancre. A l'adénite on opposa l'emplâtre de Vigo et la teinture d'iode; la résolution se fit attendre assez longtemps. A l'intérieur, B. A. prenait de un à trois grammes de liqueur de Donavan (1) dans un demi verre d'eau distillée; un peu plus tard il se

(1) La liqueur de DONAVAN est constituée par une combinaison d'iodure de mercure et d'iodure d'arsenic.

(*Note du traducteur.*)

mit à l'iodure de potassium; il en but pendant deux mois une cinquantaine de grammes. Il se trouva assez bien pendant plus de deux ans.

Au dernier printemps il remarqua que ses cheveux tombaient; ses nuits devinrent inquiètes et tourmentées par des douleurs ostéocopes; il eût de la cardialgie, des vertiges, des pertes séminales: un amaigrissement sensible en fut la suite et c'est dans cet état qu'il vint à moi le 4 août 1875. Il me déclara que tout d'abord il n'avait pas songé à faire un traitement parce qu'il comptait sur l'action médicatrice de la saison nouvelle, qu'ensuite, se croyant sous une influence paludéenne il avait pris de la quinine, mais en voyant l'inutilité des moyens employés il s'était souvenu de son ancien accident vénérien et il se demandait si l'état actuel n'était pas la conséquence du passé. La venue du malade chez moi avait pour but d'élucider cette question. Ma réponse fut affirmative et la proposition de faire usage du Tayuya acceptée. B. A., en prit trois fois par jour trois gouttes; la dose fut doublée la seconde semaine; pendant la troisième, la consommation journalière était de vingt sept à trente-six gouttes; pendant la quatrième elle atteignit de quarante-cinq à soixante gouttes. A ce moment les douleurs des os, et la chute des cheveux ayant cessé, le sujet voulut suspendre son traitement. Je lui conseillai de le recommencer et de le continuer encore un mois. Il se conforma à mes avis et dans le courant de l'année il m'assura n'avoir plus souffert de la moindre indisposition.

XXXIV. — *Papules cephaliques exulcérées, alopecie; plaie au tiers inférieur interne de la jambe gauche* (id.).

G. F., âgé de 64 ans, exerçant la profession de courtier à Pavie, sain et robuste, sans antécédents héréditaires, eut il y a dix ans, une petite ulcération au prépuce qui se guérit en quelques semaines au moyen de plus de deux cents pilules mercurielles. Pendant trois années, M. G. F., eut l'air de jouir d'une bonne santé, mais quand vint le troisième automne ses cheveux se mirent à tomber et le cuir chevelu se recouvrit de petites croûtes qui, en se détachant, laissaient suinter quelques gouttes de sérosité, puis étaient remplacées par des productions furfuracées. Tout cela augmenta l'alopécie et en sept ans la calvitie fut complète sans que le malade eut rien fait pour l'empêcher. Ce ne fut que le 22 août 1875, qu'il vint réclamer mes conseils, tourmenté qu'il était par une plaie datant de deux ans, passant par des alternatives de mieux et de pire, siégeant au niveau du tiers inférieur interne de la jambe gauche. Il craignait, disait-il, que si cette solution de continuité venait à se fermer, il en résultât quelque conséquence grave et c'est pour cela qu'il faisait appel à la médecine.

Sur le cuir chevelu dénudé je constate, à première vue, des papules disséminées dont plusieurs sont exulcérées et suintent une sécrétion fétide. Les organes digestifs sont affaiblis; les membres inférieurs sont sans force; la jambe gauche, à sa partie interne, est le siége d'une exulcération cutanée de figure elliptique (le grand diamètre longitudinal est de 15 centimètres; le petit diamètre transversal est de 8). Cette plaie secrète un pus fétide, son fond est blafard et paraît sans vie. Convaincu, par ce que je voyais et par les commémoratifs, que j'avais affaire à une affection syphilitique, je prescrivis le Tayuya. J'en donnai neuf gouttes par jour, à prendre en trois fois dans une cuillerée d'eau. Le premier effet heureux fut celui-ci : au bout de quinze jours, l'appétit s'était réveillé. Du 22 août au 12 septembre, la plaie aussi bien que les papules ulcérées suppurèrent davantage et fournirent un pus plus fétide. Pourtant le malade ne perdit pas courage, l'amélioration observée dans l'état général lui fit continuer la cure, il porta donc la dose de Tayuya de neuf à quinze gouttes, et trois jours après la mauvaise odeur diminuait. Le pus devenu séreux laissait voir quelques bourgeons charnus au fond de l'exulcération. Le 26 septembre, nouvelle augmentation du médicament poussée graduellement jusqu'à trente gouttes; de cette date au 20 octobre, je constatai une amélioration progressive; d'abord, cicatrisation des papules disséminées, puis cicatrisation de celles qui sont exulcérées, enfin formation de plusieurs îlots cicatriciels à la plaie de la jambe.

Après un autre mois de traitement par le Tayuya, pendant lequel M. G. F. prit *ad libitum*, tantôt quinze, tantôt vingt gouttes de Tayuya, à chaque fois, ce client vint me remercier et me faire constater sa guérison. Je lui conseillai pourtant de continuer quelque temps encore l'usage du médicament, et j'attendis huit mois pour mieux constater le résultat. Cette constatation j'ai pu la faire au mois de juillet.

XXXV. — *Papules syphilitiques aux parties génitales et à la bouche.* (Dr. G. Longhi, de Gallarate, lettre du 10 novembre 1876.)

N. N..., petite fille de Casorate, âgée de 6 mois, fut confiée par sa mère à une nourrice, sa compatriote, qui avait, comme on l'a su que plus tard, contracté la syphilis en allaitant un autre enfant. Il survint, aux parties génitales de la petite fille, de la rougeur et de petites plaies. Je vis la malade le 1er octobre. Sa vulve et ses aines étaient d'un rouge vif, les téguments présentaient en divers points des papules arrondies, larges comme de grosses lentilles, laissant suinter une sérosité blanchâtre : leur nombre pouvait être de dix ou douze. La langue et les lèvres étaient le siége de petites plaies blanchâtres à bords brunis. Ce que je voyais, joint aux renseignements fournis, me fit poser le diagnostic suivant : syphilide papuleuse. Je prescrivis cent cinquante gouttes de teinture de Tayuya dans huit cents grammes d'eau. La petite malade fut baignée quatre fois par jour dans ce mélange et en prit trois cuillerées toutes les vingt-quatre heures. Au bout de deux semaines elle était complètement guérie.

XXXVI. — *Syphilide avec périostite et arthrite spécifique.*

M. B. C., âgé de 36 ans, employé à Gallarate, eut pendant une période de quinze années, une série de blennorrhagies qui s'étaient transformées, — c'est le malade qui le raconte — en goutte militaire. Quand l'écoulement urétral eut pris cette forme chronique, M. B. C. commença à éprouver de fréquentes douleurs dans les articulations et dans les muscles, insensiblement il vit s'accroître le sternum (1), l'os occipital, les pariétaux quelques vertèbres dorsales et pas mal de côtes, pendant que la région du grand pectoral se recouvrait de taches cuivrées sur une place large comme la main. Le malade se soumit à plusieurs traitements médicaux et empiriques : il prit du mercure, de l'iode, des eaux minérales, du rob secret de Pollini (2), rien n'y fit. Dans les premiers jours de septembre il disait ; «Je peux à peine me retourner dans mon lit; il m'est impossible de faire le moindre mouvement brusque, d'éternuer, de tousser, sans ressentir une douleur vive,» et pendant ce temps les taches persistaient ainsi que les gonflements osseux et il était visible que M. B. C. devait faire les plus grands efforts pour imprimer à son cou des mouvements de latéralité : Toute médication avait été abandonnée ; en juillet l'hydrothérapie fut essayée, elle ne fit qu'augmenter les douleurs.

Le 12 septembre, je commençai le Tayuya. J'administrai à l'intérieur quinze gouttes de teinture diluée dans deux cents grammes d'eau. Cinq jours plus tard, quarante gouttes étaient bien tolérées. Trois jours se passèrent ainsi. Le 20 septembre je m'adressai à la *teinture-mère*, dont je donnai dix-huit gouttes. La dose fut graduellement augmentée et le 20 octobre elle était de quarante gouttes. Quelques douleurs abdominales légères se produisant alors je diminuai de cinq gouttes. Pendant ce temps l'état du malade s'était amélioré, il lui semblait, disait-il, qu'on lui avait

(1) Dans la partie qu'on pourrait appeler le manche, *manubrio*.

(2) Ce médicament consiste en salsepareille, squines, brou de noix, sulfure d'antimoine, pierre ponce, etc. (*Note du traducteur.*)

ôté les quatre cinquièmes de ses douleurs. L'augmentation de volume des os étant moindre ; les taches cutanées ayant disparu en partie (il n'en restait guère qu'un tiers à la région pectorale), et l'écoulement ayant cessé, le patient eût l'imprudence de boire un demi litre de vin de plus qu'à l'ordinaire ; les douleurs reparurent le jour suivant dans les muscles et dans les articulations, elles cédèrent quarante-huit heures après, à la suite de l'ingestion d'une nouvelle dose de Tayuya (teinture mère quarante gouttes). Le 5 octobre je n'avais plus de *teinture mère* sous la main, je recommençai la cure avec la *teinture diluée*. J'en ordonnai d'abord quatre-vingt gouttes et je recommandai de descendre graduellement jusqu'à cinquante.

Aujourd'hui 10 novembre je constate que les os sont revenus à leur grosseur primitive et que les douleurs accompagnant les mouvements ont cessé.

Les taches pectorales restent stationnaires, bien que le malade soit généralement sobre il lui suffit du moindre écart de régime pour éprouver quelques souffrances, mais elles disparaissent en une journée, au lieu qu'autrefois elles étaient continues et duraient des années entières.

Le Tayuya, on le voit, a été toléré à une très haute dose par l'individu qui fait le sujet de cette observation. Peut-être pourrait-on en donner encore davantage dans quelques cas de syphilis invétérée.

XXXVII. — *Inflammation spécifique de l'oreille moyenne* — (id.).

B. N. agé de 15 ans, fils du précédent, est affecté depuis huit années d'un écoulement purulent des deux oreilles avec surdité partielle. On me l'a confié depuis six mois et je constate une otite moyenne avec suppuration ayant détruit la membrane du tympan des deux côtés. Comme il s'agit d'un individu scrofuleux, dont les antécédents héréditaires me sont connus, je n'hésite pas à admettre la nécessité d'une médication spécifique, je commence pourtant par combattre l'élement scrofuleux seul. Je prescris à l'intérieur l'arsénie et les ferrugineux, localement j'use de lavages astringents répétés et d'injections légérement caustiques (acetate de plomb, acétate d'alumine ; sulfate de cadmium, permanganate de potasse, nitrate d'argent.) Je n'obtiens aucun résultat. A partir du premier octobre je me sers de la *teinture diluée* de Tayuya intus et extra. Je commence par douze gouttes étendues de deux cents grammes d'eau et je vais jusqu'à vingt cinq gouttes. Aujourd'hui dix novembre l'écoulement a cessé du côté droit, la membrane du tympan s'est consolidée en partie, il reste une ouverture dans son quart inférieur, à gauche l'écoulement persiste mais il est de meilleure nature, des deux côtés l'ouïe est meilleure, le reste comme devant.

Le traitement continue.

Le Docteur Longhi, a écrit, en marge de l'observation : « il me plaît de faire connaître ce cas parce qu'il touche à une spécialité qui est la mienne. Il me fait espérer qu'à l'avenir je pourrai essayer du Tayuya dans des circonstances semblables, et principalement quand il se présentera des otites suppurées liées à la syphilis, à la scrofule, et, peut-être, à d'autres vices constitutionnels. Le résultat obtenu doit encourager les auriculistes et tous les praticiens qui exerçant dans les grands centres de population peuvent avoir l'occasion d'étudier les nombreuses variétés d'otites purulentes. Tous les médecins savent combien ces maladies sont longues et difficiles à guérir ; si le Tayuya administré au dedans et au dehors peut abréger leur durée d'une façon sûre, ce sera un mérite à ajouter à ceux qu'on lui reconnait pour la cure de la syphilis et de la scrofule ».

A ces observations, j'en aurais voulu joindre d'autres, pour mieux prouver les propriétés spécifiques de la teinture de tayuya. Plusieurs médecins, qui ne sont pas nommés ici, ont fait demander à M. Ubicini des flacons qu'il a mis gracieusement à leur disposition, mais les résultats de leurs expériences, ne nous ont pas encore été communiqués. Du reste, forcé de mettre un terme à mon travail, je vais le clore en énumérant simplement quelques faits, portés à ma connaissance ; s'ils manquent de détails techniques, ils ont au moins une valeur statistique.

Le docteur Semenza, que deux observations publiées (30 décembre 1874 et 31 janvier 1875) montrent comme un grand partisan du nouveau médicament, nous avait promis d'en démontrer l'efficacité par douze relations détaillées d'affections syphilitiques parfaitement guéries par le tayuya seul : les précieux ouvrages de ce maître, ne sont pas encore publiés.

Le professeur A. Gamba, dans un compte-rendu fait à l'Académie royale de Turin le 12 mai 1876, a dit : « Je me fais un devoir de déclarer que, comme les docteurs Strambio de Milan et Gamberini de Bologne, j'ai fait usage de la teinture de Tayuya, dans le traitement de la syphilis constitutionnelle. J'ai expérimenté ce médicament sur cinq malades, dont deux sont encore entre mes mains. Des circonstances étrangères ont empêché les trois premiers de fournir des résultats concluants, les deux autres sont des femmes affectées de tubercules muqueux confluents à la vulve, à l'anus et au périnée, de plaques muqueuses à la gorge et d'éruption papulo-pustuleuse à la peau. Elles sont en traitement, l'une depuis vingt, l'autre depuis trente jours, sans que j'aie pu constater une amélioration réelle, laquelle s'observe constamment après la troisième semaine quand on fait des frictions mercurielles. Je me réserve de publier en son temps, la relation de ces faits. »

Voici maintenant ce qu'écrivait le même professeur Gamba au Docteur Strambio dans la *Gazette médicale italienne* le 9 septembre 1876 : « Les cas traités par le Tayuya sont au nombre de trois; mais je ne peux en tirer des conclusions ni pour ni contre le nouveau médicament. Deux des individus observés avaient des symptômes douteux de syphilis compliquée de scrofule et d'herpetisme ; le troisième dont la vérole ne pouvait être contestée (c'était une femme atteinte de plaques muqueuses bien caractérisées à la région ano-genitale avec roseole et alopecie) prit en même temps que du tayuya, des pilules mercurielles prescrites à d'autres malades de la salle, et cela dans l'espoir de guérir plus vite.

« La guérison des deux premiers sujets, fut obtenue en 43 et 56 jours : ils n'avaient pris que du tayuya à la dose quotidienne de 21 gouttes de teinture diluée ; la guérison de la troisième malade est en train de se faire.

« J'ai l'intention de continuer d'expérimenter le nouveau remède contre les accidents secondaires et tertiaires de la syphilis. Aussitôt que j'aurai des faits positifs je me ferai un devoir de les publier dans tous leurs détails. Dès à présent je puis affirmer que la teinture de Tayuya à la dose de vingt et une gouttes par jour est bien tolérée par l'estomac et que son ingestion n'est suivie d'aucun trouble gastrique ou intestinal. Son usage est parfaite ment inoffensif. Sera-t-il efficace? C'est à l'expérience à le dire. Si les médecins attachés aux divers services de vénériens veulent bien publier leurs observations et leurs conclusions, la lumière se fera sur le nouveau médicament, que l'on dit bien supérieur au mercure pour combattre la syphilis. »

Maintenant voici la déclaration faite par le docteur Jules Gherardini, premier médecin à l'hôpital de Codogna, dans une lettre du trois juin 1876 : « J'ai administré la teinture de Tayuya à la dose de soixante centigrammes par jour dans un véhicule aqueux, à trois individus affectés de syphilis ancienne. Ils avaient déjà fait usage du mercure et de l'iode au moment des accidents primitifs, deux venaient de reprendre iode, mercure et poudre de Pollini à la venue des accidents constitutionnels. Ils n'avaient pas retiré grand succès de cette médication, le Tayuya a modifié très rapidement leur état et les a guéris en peu de temps.

« Depuis quelques jours, je traite par le Tayuya un homme et une femme atteints de syphilis secondaire qui n'ont jamais pris de remèdes. Quand le moment sera venu je publierai leurs observations. »

Dans une autre lettre portant la date du 7 août 1876, le docteur Gherardini s'excuse de n'avoir pu, à cause de ses trop grandes occupations écrire l'histoire des trois premiers cas. Pour les deux derniers il donne à entendre que le résultat n'a pas répondu à ce qu'on attendait et sans entrer dans plus de détails il ajoute : « Pour le moment ma conviction est que le Tayuya est un remède constituant et à ce titre il y a utilité de l'employer pour compléter le traitement anti-syphilitique ordinaire ».

SCROFULE

I. — *Adénite cervicale, engorgement des ganglions mésentériques.* (Dr Antoine Guelmi, de Pavie, lettre du 20 juin 1874).

Angèle F..., fut atteinte à l'âge de dix ans d'adenite scrofuleuse au cou. Ses parents ont l'air de se bien porter, pourtant le père est passablement lymphatique. Pendant cinq ans divers traitements sont mis en usage sans résultat, l'hiver dernier une tuméfaction considérable s'est montrée à la région cervicale, le ventre a été par moments douloureux et il y a eu les symptômes de l'engorgement des ganglions mesentériques.

Je donne, trois fois par jour, trois gouttes de Tayuya dans un peu d'eau. Après un mois de ce traitement, tous les symptômes morbides ont diminué, le ventre n'a plus de douleur, l'appétit est bon, la digestion facile. Je continue la même médication : au troisième mois l'engorgement glandulaire peut se dire disparu, le facies est bon et tout fait espérer la cessation du mal.

Le 24 février 1875, une nouvelle lettre du docteur Guelmi, apprenait que la jeune Angèle F..., était complétement guérie, aussi bien de son engorgement glandulaire au cou que des phénomènes de mesenterite chronique : elle avait continué encore quelque temps l'usage du Tayuya.

II. — *Engorgement glandulaire du cou.* — (id., lettre du 14 septembre 1875).

Ange Ghioni, agé de dix ans, est amené à ma visite au mois de juillet. Il est porteur d'un vieil engorgement glandulaire du cou. Je le soumets à l'usage du Tayuya, comme le malade de l'observation précédente, il en retire de tels avantages qu'au mois de septembre il n'y a plus trace de l'engorgement cervical. Bien mieux, son état général s'est si bien amélioré qu'il peut rentrer à l'orphelinat d'où il avait été renvoyé deux mois avant.

III. IV. — Le même docteur Guelmi ajoute : « Des résultats semblables furent obtenus chez deux autres enfants dont la maladie avait fait de grands progrès et que l'on avait inutilement traités par les moyens ordinaires. Ils ne sont pas encore complétement guéris, mais l'amélioration déjà obtenue ne me laisse aucun doute sur la réussite. »

V. — *Engorgement glandulaire cervical ulcéré.* —(id. Lettre du 22 août 1876).

Paramidano Victor, âgé de seize ans, était porteur, au commencement de l'année, de nombreuses glandes lymphatiques hypertrophiées, dont quelques-unes suppuraient et s'étaient ulcérées. Il avait de plus une congestion pulmonaire passive qui faisait craindre la dégénérescence tuberculeuse. L'usage régulier et persistant du Tayuya fit disparaître tous symptômes morbides du côté des poumons et l'engorgement glandulaire fut réduit à des proportions minimes.

VI. — *Adénite cervicale et sous-maxillaire avec lupus au nez.* — (A. G. Lettre au professeur Strambio.)

Un enfant de 5 ans, fils de M. A. G., avocat de Pavie, ayant perdu sa mère, morte de diathèse cancéreuse, depuis dix-huit mois, présentait au mois d'août 1874, les symptômes indiqués en tête de ce paragraphe. Point n'est besoin de dire que tout ce que la pratique médicale, la science et l'empirisme peuvent imaginer, la famille l'avait essayé pour arrêter le mal qui défigurait si tristement le bambin. Toutes ces tentatives avaient été vaines. Quelques unes des nombreuses glandes qui couvraient le cou de l'enfant avaient atteint le volume d'un œuf de poule ; l'éruption du nez (1) menaçait cet organe de gangrène.

Le malade était dans cet état au commencement d'avril 1875; le 7 il fut visité par le docteur Guelmi, qui conseilla l'usage du Tayuya. Trois doses furent données chaque jour, d'abord d'une goutte, puis de deux, trois, quatre, etc. : le 10 juillet on était arrivé à vingt, — A cette date le nez était presque guéri, il ne présentait plus qu'une exfoliation légère de l'épiderme ; les ganglions sous maxillaires, avaient disparu en grande partie,

(1) « Erpete nasale. »

quelques-uns seulement restaient dont le volume avait considérablement diminué.

A ce moment on cessa le tayuya pour envoyer l'enfant aux bains de mer, mais à son retour, qui eut lieu vingt jours après, les glandes grossirent de nouveau et s'engorgèrent rapidement. Le traitement interrompu fut repris (de 3 à 20 gouttes progressivement). Dans les premiers jours de septembre, le résultat pouvait en être constaté. L'amélioration était si évidente que le médecin et le père de l'enfant considérèrent la guérison comme certaine et qu'ils émerveillèrent les intimes, en la leur annonçant.

Aucun phénomène anormal ne se montra pendant la cure.

Depuis, la santé de l'enfant est excellente, son développement physique et intellectuel suit une marche régulière.

VII. — *Tumeur au coude droit* (Dr L. Faraoni).

Clémentine V. âgée de 12 ans, fille d'un négociant de Pavie, souffrait depuis deux ans d'un gonflement au coude, survenu spontanément. Au début, cette tumeur avait forcé l'enfant, à tenir son bras demi fléchi ; plus tard elle l'empêcha de mouvoir ses doigts, et la mit dans l'impossibilité d'écrire, ce qui la fit retirer de l'école. On avait employé pour vaincre le mal, les applications de sangsues répétées, les cataplasmes, les pommades fondantes, les vésicatoires, l'huile de foie de morue, l'iodure de potassium, deux saisons aux bains de mer ; la tumeur avait paru s'affaisser un peu, mais elle ne tarda pas à reprendre son volume primitif.

Le mois de février 1876 allait finir, quand les parents furent témoins des heureux résultats obtenus sur le jeune Paramidano (V. l'obs. V.) ils voulurent essayer du tayuya. A ce moment le coude droit était deux fois plus volumineux que le coude gauche ; la tumeur dure indolente et pyriforme avait sa base en haut et s'étendait de l'olécrane au tiers supérieur du cubitus. Les téguments étaient tendus mais sans coloration anormale, l'ankylose persistait.

La malade commença par prendre deux ou trois fois, trois gouttes de teinture diluée de tayuya le premier jour, et elle continua sans interruption les jours suivants, poussée par l'espoir de guérir. Elle avait raison d'agir ainsi puisque, avant la fin de la semaine, il y eut une amélioration. En effet, le bras qui formait naguère avec l'avant-bras un angle droit, pouvait à présent s'étendre et faire un angle obtus ; il s'en fallait à peine de quelques centimètres, pour que la face dorsale des deux mains, put être placée sur le même plan vertical, de plus l'enfant écrivait sans fatigue. Je crois inutile d'ajouter que la tumeur est aujourd'hui réduite à bien peu de chose.

VIII. — *Rhinite ancienne.* — (id.).

Angèle N. âgée de 14 ans, née à Pavie, de parents lymphatiques, se fit à l'âge de huit ans, par suite de diverses chutes accidentelles, des contusions sur le nez, sans autre cause appréciable. Il se forma en cet endroit, une dureté s'accompagnant de douleur dans les ailes du nez et dans la cloison, de gonflement de la muqueuse et d'œdème du derme. Six ans se passèrent ainsi sans que rien vint modifier cette situation morbide, le changement d'air, l'atmosphère saline, les bains de mer, les ressources de l'art et les remèdes de commères, furent inutiles. Le mal paraissait se calmer parfois un instant, mais il n'était jamais déraciné.

Au mois de mars 1876, je conseillai l'usage de la teinture de Tayuya. Pendant vingt jours, j'en fis prendre trois doses journalières de trois puis de cinq gouttes, peu de temps après une amélioration régulière se produisit et se termina par la guérison. Deux saisons entières se sont écoulées, sans qu'on ait eu à noter une récidive ; je me crois donc autorisé à enregistrer ce cas à l'actif du nouveau médicament.

IX. — *Adénite cervicale et rhinite ulcéreuse.* — (id.).

M. A. âgé de sept ans, né à Pavie, de parents sains, mais allaité par une nourrice mercenaire fortement scrofuleuse, me fut présenté le mois de septembre 1875. Les parents me racontèrent qu'au moment de la deuxième dentition, les glandes du cou de l'enfant, s'étaient engorgées et qu'à la même époque il avait souffert du nez, quelques petites ulcérations s'étant montrées sur cet organe. On avait envoyé le petit malade aux bains de mer, l'année précédente, il en était revenu dans un état plus mauvais qu'au départ ; il pesait avant la saison des bains, vingt kilogrammes, il ne pesa plus que dix-huit au retour.

Je commençai la cure au Tayuya, par deux gouttes de teinture à prendre trois fois par jour, j'augmentai la dose par degrés, et, au bout de deux mois, le malade en prenait vingt-quatre gouttes dans sa journée. Le fruit de cette médication, le voici : cicatrisation des points ulcérés, réduction du volume des glandes devenues à peine apparentes, poids du corps porté à 22 kilogrammes, cessation de l'état maladif.

Détail à noter: pendant la durée du traitement, c'était le quinzième jour, l'enfant eut un mouvement d'impatience : Sa mère tardant à lui donner les gouttes accoutumées le petit malade se saisit du flacon (*contenant environ quinze grammes*) de Tayuya et l'avala d'un trait après quoi il prit du pain et se mit à manger, sans que ni ce jour ni les suivantes fonctions pa russent troublées le moins du monde.

X. — *Périostite chronique de l'articulation du genou gauche.* (Dr. G. Longhi, de Gallarate; lettre du 10 novembre 1876).

Alexandre B.... de Gallarate, âgé de 32 ans, de constitution essentiellement scrofuleuse, est atteint depuis quatorze ans d'une périostite chronique des têtes articulaires du genou gauche. Son père est mort de phthisie pulmonaire, sa mère a été emportée par une apoplexie cérébrale, lui-même a souffert de plusieurs bronchites. L'affection du genou a été inutilement combattue par les milles ressources de l'art; livrée plus tard aux empiriques, elle n'a fait que s'aggraver. Le malade ne sait pas comment la maladie a débuté.

Au moment de ma visite (il y a de cela deux mois), je constate la forme aigue de l'arthrite (1) phlegmoneuse arrivée à la période de suppuration. Le genou a un volume dépassant deux fois celui du côté droit, il est fusiforme, chaud et d'une couleur rouge érysipelateuse. Le dessus de la rotule est le siége de deux plaies fistuleuses en suppuration laissant suinter un liquide séreux fétide; les mouvements de l'articulation sont impossibles, les extrémités osseuses sont grossies les régions latérales laissent percevoir de la fluctuation communiquant manifestement avec la cavité articulaire.

La fièvre se montra quelques jours après avec du frisson, le soir, cela m'inquiéta beaucoup et me fit mal augurer de la fin de la maladie. Je voulus donner issue au pus, au moyen du bistouri, le patient s'y opposa. J'appliquai alors un bouton de potasse caustique, à la partie interne du genou, au point où la collection liquide était la plus marquée. L'escharre tombée, un liquide purulent découla de l'ouverture, pus si fétide qu'il fut nécessaire de parfumer plusieurs fois la chambre et de déterger largement la plaie. Pendant les cinq premiers jours, je prescrivis des irrigations phéniquées au demi pour cent, du sulfate de quinine à l'intérieur, un régime animal et des vins généreux : cela amena un peu d'amélioration. Les sypmtômes locaux aigus disparus, la suppuration diminuée et devenue de meilleure nature, la fièvre fut moins intense. C'est alors que je songeai au Tayuya, pour attaquer le vieux mal. Dès le lendemain j'administrai dix gouttes de teinture-mère dans deux cents grammes d'eau, à prendre en trois fois.

(1) Il n'y a pas de mot français pour rendre le terme *gonilite*, qui ne se trouve pas dans le glossaire médical de Littré et Robin. Il doit être formé de la racine *gonu* (genou et de la terminaison *ite* indiquant l'inflammation. *Note du Traducteur.*)

Dans l'ouverture faite par le caustique et dans les orifices fistuleux je fis faire deux fois par jour des injections avec ce même Tayuya dilué. Rapidement j'augmentai la dose de Tayuya, de telle façon qu'après quinze jours le malade en absorbait trente gouttes, pour le seul usage interne. Cette progression ne produisit d'autres troubles que quelques borborygmes intestinaux, un peu de douleur fort légère et de déjection pultacée. Au genou la suppuration était presque tarie : l'ouverture artificielle s'était fermée ; seule la plaie située au dessus de la rotule persistait, mais le pus qu'elle donnait était en très petite quantité et de meilleure nature. Le volume du genou malade ne dépassait plus que d'un cinquième celui du côté sain, de légers mouvements de l'articulation étaient devenus possibles. Le sujet avait pris de l'embonpoint et des couleurs, ses fonctions se faisaient d'une façon normale et il déclarait que jamais, depuis quatorze ans, son infirmité l'avait aussi peu incommodé.

En ce moment, Alexandre B.. continue l'usage interne et externe du Tayuya ; il en prend cinquante gouttes par jour dans deux cents grammes d'eau, il se lève et se promène dans la chambre en s'aidant d'un simple bâton. Bien qu'il ne soit pas encore complètement guéri, son état actuel comparé à celui des années écoulées permet de dire que les propriétés du Tayuya méritent d'être appréciées dans cette circonstance.

XI. — *Inflammation de la pléiade cervicale, suppuration de l'une des glandes.* (Id.).

Pierre P..., de Gallarate, âgé de 14 ans, fils de parents sains, aîné pourtant de six frères, tous d'aspect lymphatico-scrofuleux, était malade depuis environ neuf mois d'une augmentation de volume des ganglions lympatiques du cou, dont un suppurait. La région sus-hyoïdienne droite était le siége d'une tumeur grosse comme un œuf de poule, bosselée, recouverte d'une peau saine, à l'exception d'un point central formant une plaie rougeâtre, à bords lardacés, durs, irréguliers, et taillés à pic. Cette solution de continuité, entourée d'une légère aréole rougeâtre était à peu près elliptique, elle était grande comme une pièce de deux centimes, il s'en écoulait un pus jaunâtre.

Pendant neuf mois l'enfant fut traité par les toniques, le fer, l'huile de foie de morue, les préparations arsenicales, et extérieurement on mit en œuvre les lavages phéniques, les caustiques, les irritants, les émollients : Ce fut en vain ; la tumeur restait stationnaire et la plaie ne changeait pas d'aspect. Fatigué de toutes ces tentatives, le malade n'acceptait plus que les pansements à la charpie sèche, lorsqu'il voulut bien se soumettre à l'usage du Tayuya. Le 1er octobre, il en prit huit gouttes en trois fois dans deux cents grammes d'eau. Avec le même liquide je fis des lavages de la plaie et j'imbibai des plumasseaux plusieurs fois renouvelés. Le 15, la dose fut portée à quinze gouttes, un peu plus tard à vingt-cinq. Le traitement n'était commencé que depuis dix jours lorsque la plaie se cicatrisa. Sous l'influence des applications locales elle était devenue rapidement rouge et de très beaux bourgeons charnus étaient nés à sa surface; le cinquième jour elle avait déjà diminué de moitié et le dixième elle était fermée en laissant voir un tissu cicatriciel irrégulier, un peu dur, il est vrai; mais bien vivant. Le 26 octobre la tumeur était réduite au tiers de son volume primitif.

Arrivé à la dose de vingt-cinq gouttes, le jeune malade éprouva quelques douleurs intestinales, il dut revenir à vingt gouttes. A la fin d'octobre je cessai le traitement, trouvant la tuméfaction réduite à peu près à néant.

RÉSUMÉ NUMÉRIQUE

DES EXPÉRIENCES FAITES AVEC LA TEINTURE DE TAYUYA

Nombre des Expériences.	Nom du Médecin	Nombre des Syphilitiq.	Nombre des Scrofuleux	RÉSULTAT Guér.	Amél.	Changement de traitem.	Cessation du traitem.
6.	Doct. Bazzoni	6.	—	6.	—	—	—
1.	» Kruch	1.	—	—	1.	—	—
4.	Prof. Belluzzi	4.	—	—	1.	1.	2.
13.	Doct. Semenza	13.	—	13.	—	—	—
1.	» Bruni	1.	—	1.	—	—	—
1.	» Lace	1.	—	1.	—	—	—
6.	» Ambrosoli	6.	—	6.	—	—	—
1.	» Magni	1.	—	1.	—	—	—
2.	» Veladini	2.	—	2.	—	—	—
3.	» Galassi au nom du prof. Gamberini	3.	—	3.	—	—	—
5.	Prof. Gamba	5.	—	2.	—	3.	—
5.	Doct. Gherardini	5.	—	3.	—	2.	—
11.	» Faraoni	8.	3.	11.	—	—	—
6.	» Guelmi	—	6.	6.	—	—	—
5.	» Longhi	3.	2.	2.	3.	—	—
70.		59.	11.	57.	5.	6.	2.
Tot. 70.		70.		70.			

Conclusions

Le Docteur Charles Bazzoni accompagnait la relation de sa dernière expérience sur les effets du Tayuya d'une lettre relatant ce qu'il avait observé sur lui-même pendant les années 1872 et 1873. Depuis cette époque il a usé du Tayuya, sans tenir compte du temps ni des doses, et il affirme s'être parfaitement débarrassé des manifestations morbides énumérées dans son observation. En outre il fait savoir qu'il n'y a pas eu de récidive chez les trois syphilitiques guéris par lui.

Le Docteur Semenza formulé comme suit son opinion sur la valeur thérapeutique du Tayuya : « la découverte de cette plante par M. Ubicini a doté la matière médicale d'un agent curatif des affections ulcéreuses et gangréneuses et du spécifique véritable de la syphilis récente ou invétérée. Le Tayuya est destiné a remplacer le mercure et l'iode et à faire bannir de nos formules les préparations aussi nombreuses que variées, qui guérissent parfois la vérole, mais qui laissent dans l'organisme une prédisposition aux maladies lentes telles que l'inflammation gastro-intestinale, la cystite, l'éternelle dyspepsie, les engorgements glandulaires et le reste de l'héritage iodo-hydrargyrique. Le Tayuya, lui, guérit et ne laisse pas de trace. »

Le Docteur Ambrosoli, médecin du grand hôpital et du syphilicome de Milan, a déclaré catégoriquement que le Tayuya est doué de puissantes vertus anti syphilitiques, qu'il est un succedané du mercure, qu'il produit rapidement la guérison soit qu'on l'absorbe par la bouche soit qu'on l'introduise dans l'organisme par des badigeonnages ou des injections sous cutanées.

A son tour le Docteur Véladini est venu dire à propos de ses deux communications : « Je soumets les résultats obtenus à l'examen de mes collègues et je les invite à répéter mes expériences. Pour moi je continuerai à employer le nouveau médicament quand l'occasion s'en présentera ; je serai heureux de pouvoir obtenir des effets brillamment utiles à l'humanité. S'il est vrai que le Tayuya constitue un véritable spécifique de la syphilis, c'est là une découverte destinée à faire époque dans notre siècle déjà si fecond en inventions nouvelles, dans l'industrie les arts et les sciences. Le nouveau remède s'administre facilement, il est accepté par les malades les plus délicats ; mais ce qui le rend supérieur aux spécifiques employés jusqu'à ce jour pour combattre le fléau vérolique, c'est sa propriété de ne point attaquer les tissus et de ne pas laisser trace de son passage dans l'organisme : en un mot, ce qui fait sa force c'est qu'il n'a pas les inconvénients qui s'attachent inévitablement aux préparations mercurielles.

Le Docteur Galassi, médecin adjoint de la Clinique des affections cutanées et vénériennes du savant professeur Gambérini, s'est posé la question suivante, à lasuite des communications officielles des trois cas de syphilis guéris par le Tayuya : « Peut-on poser une conclusion quelconque quand on n'a que trois observations pour base ? Au point de vue absolu il faudrait répondre non; mais, dans la circonstance présente nous sommes en droit de dire que trois cas d'éruption papuleuse syphilitique furent rapidement améliorés et bientôt guéris par le Tayuya. Or, si à ces manifestations morbides on eut opposé le mercure, n'aurait on pas accordé à ce métal tout l'honneur de la cure ? Ce que l'on admet pour les préparations hydragyriques, pourquoi le nierait-on quand il s'agit du Tayuya ? peut-être objectera-t-on que ces trois syphilides papuleuses auraient pu suivre leur cours et arriver à guérison spontanément ; mais ce n'est pas une vérité indiscutable, et, quand cela serait nous n'en aurions pas moins constaté l'efficacité du Tayuya. Nous sommes en présence de trois malades chez lesquels l'éruption se fait progressivement en suivant son ordre d'évolution ordinaire. cette évolution est arrêtée héroïquement, qui donc l'a interrompue si ce n'est le Tayuya ? Pour moi je crois que sans poser, dès à présent, une conclusion absolue en faveur du nouveau médicament, il convient de l'étudier encore, de se livrer sans parti pris à d'actives investigations, et, lorsque des faits indiscutables auront fait voir qu'on a trouvé un très-bon remplaçant du mercure, j'estime qu'il faudra aider à sa diffusion et observer plus soigneusement encore son action thérapeutique et physiologique. »

Dans une prochaine monographie ajoute le Docteur Galassi, jexposerai minutieusement l'histoire de deux scrofulides ulcérées de la face à forme maligne, raitées par la teinture de Tayuya et menées à bien par ce médicament.

Pour terminer ce travail j'ajouterai que dans les onze expériences faites dans ma pratique, (sujets atteints de syphilis pour la première fois, et n'ayant pas été soumis à une médication autre que la médication Ubicini sujets affectés de syphilis secondaire avec ou sans traitement spécifique antérieur; sujets scrofuleux), pas un résultat n'a laissé mon esprit dans le doute. Le cours des manifestations morbides a été relativement rapide et presque toujours uniforme. Constamment j'ai obtenu une guérison parfaite, sans recrudescence, sans récidive. A l'appui de mon dire, je peux invoquer le témoignage personnel des individus qui ont éprouvé les bienfaisants effets du Tayuya et qui lui doivent leur retour à la santé. Si l'on se souvient du nombre et des détails des faits cliniques observés, si l'on tient compte des appréciations particulières de tous les expérimentateurs, si l'on prend en considération les chiffres du tableau qui précède, je crois qu'on ne pourra pas nier l'action éminemment thérapeutique du Tayuya. Certains résultats négatifs semblent, il est vrai, protester contre la suprématie de ce remède sur les remèdes déjà connus, mais il faut considérer que la statistique des faits donne la majorité absolue au Tayuya; de plus, il est nécessaire de remarquer que si les insuccès peuvent être mis sur le compte de l'inefficacité ils peuvent être attribués avec autant de raison à la négligence, au manque de confiance de la part du malade ou du médecin, ou à une de ces prédispositions individuelles dont la science n'a pas encore dit la raison.

A l'appui de cette assertion il me vient un fait qui ne sera pas sans importance pour ceux qui feront usage du Tayuya Ubicini.

N. S. petite fille, âgée de douze ans, atteinte de spina-ventosa et d'adenite suppurée, fut soumise à l'usage du Tayuya, de février 1876 à la fin d'août de la même année. Son état n'en fut pas amélioré. Elle continua le remède quand même, un progrès rapide se montra, et tout fit prévoir une guérison complète. Qu'aurait-on dit, si l'enfant fatiguée de six mois de traitement inutile en apparence, eut abandonné le tayuya? Aurait-on enregistré un insuccès, à la place d'une brillante guérison en perspective? Des faits de ce genre, ne sont pas nouveaux en médecine pratique, c'est pour cela que j'ai pris la plume dans le seul but de demander, pour le Tayuya, un peu de cette patiente constance que tous les médecins doivent s'imposer dans le traitement de certaines affections, quand ils veulent en juger les résultats définitifs.

Je me joins aux docteurs Strambio et Polli, pour demander de nouveaux essais et je recommande à tous mes confrères d'accepter et de répandre le Tayuya. Ils lui devront la satisfaction de voir leurs malades marcher bien vite à une guérison parfaite, sans avoir été exposés aux fâcheuses conséquences des préparations mercurielles dont la préparation Ubicini peut, dès à présent, être considerée comme le vrai succedané.

Je croirais mériter le reproche d'impolitesse si, avant de clore cette relation, j'oubliais de féliciter les frères Ubicini. Depuis longtemps convaincus de l'importance thérapeutique du Tayuya, ces messieurs ont lutté, avec une rare constance, contre les difficultés que leur opposait une méfiance universelle. Forts de leurs convictions, ils sont parvenus à doter leur pays et la science d'une découverte, qui peut se dire véritablement grande, puisque sa diffusion sera un bienfait pour l'humanité toute entière.

Pavie, Novembre 1876.

---

916 — *Typ. et Lith. A. CLAVEL, 32, rue Paradis-Poissonnière, Paris.*

www.ingramcontent.com/pod-product-compliance
Ingram Content Group UK Ltd.
Pitfield, Milton Keynes, MK11 3LW, UK
UKHW012259240726
13966UKWH00004B/1502

9 782011 909541